TRAITÉ
DES
MALADIES
VERMINEUSES
Dans les Animaux.

Par M. CHABERT, *Directeur & Inspecteur général des Écoles royales-vétérinaires de France, Correspondant de la Société royale de Médecine, Associé de celle d'Agriculture, &c.*

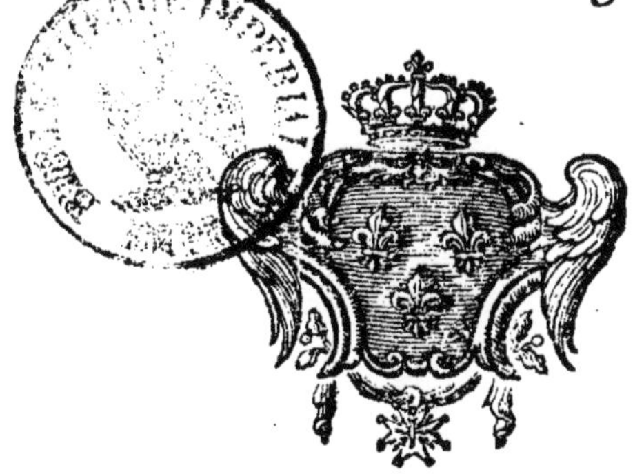

A PARIS,
DE L'IMPRIMERIE ROYALE.

M. DCCLXXXVII.

TRAITÉ DES MALADIES *VERMINEUSES* *Dans les Animaux.*

DE toutes les maladies qui affectent les animaux, aucune n'a une cauſe plus occulte que celles qui ſont produites par les Vers.

Ces animalcules paraſites ſe logent par-tout, les uns habitent de préférence les inteſtins & l'eſtomac, les autres ſont logés dans les vaiſſeaux ; d'autres paroiſſent hors des voies de la circulation, & ſe montrent ſur la ſurface extérieure des viſcères ſanguins, membraneux & même ſur la pie-mère; d'autres ſont renfermés dans le cerveau, les poumons, le foie & les reins ; il en est encore qui se plaisent dans les cavités nasales & dans la gorge ; d'autres enfin qui sont entre cuir & chair ou dans l'épaisseur des tégumens, sous les cornes, sous l'ongle, &c.

Les uns & les autres tourmentent chacun à leur manière, plus ou moins, les animaux, suivant qu'ils sont plus ou moins multipliés, & sur-tout suivant les lieux plus ou moins sensibles & irritables qu'ils occupent, qu'ils irritent, dévorent & détruisent.

Ces insectes produisent en général des coliques, le dépérissement, la tristesse, le dégoût ou des appétits voraces, ou des appétits entièrement dépravés, des fluxions périodiques, la cécité, le tic, des claudications inopinées, des convulsions, le vertige, des mouvemens toniques, des assoupissemens, des léthargies, des *coma*, des attaques de paralysie, d'épilepsie, le téthanos ou mal de cerf, des toux quinteuses & convulsives, la pulmonie, la phthisie pulmonaire, l'ictère, la consomption & la mort.

I.

Huit sortes de vers affectent les animaux domestiques confiés à nos soins *(a)*; plusieurs de ces insectes se trouvent également dans le corps des autres animaux; mais nous n'en parlerons que pour faire objet de comparaison, tout étant dans la Nature sujet de curiosité ou d'intérêt pour l'homme ou le Philosophe qui contemple.

I I.

La forme de ces insectes est extrêmement variée, il en est de gros, courts,

---

(a) Quelques Auteurs & entr'autres M.rs Bloch & Goeze, en ont décrit un bien plus grand nombre; mais nous nous sommes fait une loi de ne parler que de ceux que nous avons nous-mêmes observés, & que nous avons été à même de décrire; nos recherches ont été assez multipliées pour nous donner le droit d'assurer, ou que les espèces dont nous n'avons pas parlé n'existent point dans les animaux de notre climat, ou du moins qu'ils y sont infiniment rares.

& dont le corps eſt en quelque ſorte cuiraſſé ; de cylindriques dont on a fait trois eſpèces , & dont le volume varie à l'infini , de minces, larges & courts, de longs & plats, de globuleux & tranſparens, de lamcolés, &c.

Ces inſectes ont des demeures particulières dans le corps des animaux qui les recèlent; les premiers, aimant les ſucs membraneux, ſe trouvent de préférence dans les naſeaux & la gorge, ſur la peau & la membrane épidermoïde de l'eſtomac; les ſeconds, qui ſe nourriſſent ſpécialement de chyle & de ſang, ſe trouvent dans le principe des inteſtins grêles, dans les vaiſſeaux ſanguins & aériens, & ſur la ſurface extérieure des viſcères; les troiſièmes, qui n'aiment que la bile, ſont logés dans les canaux biliaires & dans la véſicule du fiel; les quatrièmes, habitent le canal inteſtinal & ne vivent que de ſuc gaſtrique; les cinquièmes, ſe trouvent dans les grands ventricules du cerveau, ſur la ſurface de la membrane externe du péritoine, dans le lieu où il tapiſſe les viſcères ſanguins, le méſentère, &c. ils pompent les ſucs lymphatiques & ſéreux que fourniſſent ces parties; les ſixièmes enfin occupent l'os ethmoïde, & ne s'abreuvent que de l'humeur qui filtre à travers les cellules de cet os. Tous ces vers au ſurplus ne ſe trouvent pas dans le corps de tous les animaux, il y en a qui n'appartiennent qu'à une ſeule eſpèce; d'autres, qui ſont communs à pluſieurs; & quelques-uns qu'on trouve dans toutes.

I I I.

Œſtres.

LES vers les plus fréquens & les plus incommodes, ſont gros & courts: ils ſont produits par la mouche, nommée par les Naturaliſtes, *Mouche des inteſtins des chevaux ;* c'eſt une eſpèce d'*œſtre,* elle eſt très-groſſe, les lieux qu'elle habite de préférence ſont les forêts; elle reſſemble au bourdon, elle contient beaucoup d'œufs qu'elle dépoſe en très-grand nombre ſur les bords de l'anus, ou dans l'inteſtin rectum ; elle saisit le moment ou l'animal fiente pour faire sa ponte, elle pique les bords de l'intestin, le fait se renverser & s'épanouir en dehors, & dans ce moment elle pond sur la partie charnue & vermeille de l'anus. C'est sous la forme de *larves* que nous allons considérer les productions de ces mouches ; elles ont deux crochets au moyen desquels elles s'attachent & se cramponnent d'une manière peu ébranlable aux parois des intestins; ces larves, que nous désignerons par le nom d'*œstres,* puisque tel est celui de la mouche qui les produit, ont des espèces d'anneaux qui les circonscrivent transversalement, on en compte jusqu'à quatorze; la peau qui enveloppe l'insecte est dure, velue, compacte, & opaque, il est rouge au dehors & dans toute son épaisseur; on pense que les anneaux sont formés par la duplicature de la peau; lorsque ces insectes s'étendent & s'alongent, les anneaux s'effacent en partie, & ils ne sont bien sensibles que lorsque les deux extrémités de l'inſecte ſont rapprochées ; leur longueur eſt d'un pouce à quinze lignes lorſqu'ils ſont étendus; leur diamètre eſt à peu-près un quart de leur longueur.

I V.

L'INTESTIN du cheval n'eſt pas le ſeul lieu où cette mouche dépoſe ſes larves, elle s'inſinue auſſi dans les naſeaux des moutons, ainſi que dans ceux du cerf, dans leſquels elle en dépoſe une plus ou moins grande quantité; on en a trouvé de pareilles dans la tête des chevaux, des mulets & de l'âne; mais celui de tous les animaux domeſtiques qui y eſt expoſé le plus, eſt le mouton. Dans ces animaux ils ſont généralement blancs, quelquefois marbrés, & rarement noirâtres; les crochets ſont de même forme, mais moins longs; l'anus eſt abſolument différent, en ce qu'il préſente deux petits mamelons noirs percés & enfermés dans une ſorte de ſphincter qui ſe reſſerre & ſe dilate à la volonté de l'inſecte; la peau de cet animal préſente un grand nombre de petits points glanduleux, aſſez ſemblables au chagrin : ces inſectes au ſurplus ſont beaucoup plus agiles que ceux renfermés dans l'eſtomac du cheval.

V.

Les œſtres dépoſés dans l'inteſtin du cheval, du mulet & de l'âne, gagnent l'eſtomac, & ce lieu paroît être celui qui leur plaît le plus, ou du moins l'eſtomac & ſur-tout la tunique épidermoïde, ſont les parties où on en trouve davantage, & qui ſouffrent le plus de leurs ravages; une des extrémités de l'œſtre eſt (comme nous l'avons dit) armée de deux crochets, dont la baſe eſt au centre de la bouche, ſi l'on peut s'exprimer ainſi, & dont les deux pointes diamétralement oppoſées l'une à l'autre, font l'effet d'un hameçon, & ne peuvent ſortir ſans dilacération de la partie dans laquelle ils ſe ſont implantés, lorſqu'on veut les en retirer; ils y reſtent même attachés après leur mort & celle de l'animal; ils y ſont ſouvent engagés de trois à cinq lignes de profondeur, au moyen d'un trou rond qu'ils ont pratiqué ; plusieurs percent les tuniques du ventricule : cette profondeur de trois à cinq lignes dans une épaisseur qui n'a pas cette étendue, pourroit paroître exagérée, mais elle ne le paroîtra plus si on refléchit que l'enfoncement formé par l'œstre, cause une tuméfaction dans l'épaisseur des membranes, & que la tunique interne fait au bord de chaque cavité formée par cet insecte, une aréole relevée qui résulte de l'état maladif dans lequel elle est.

VI.

Les œstres déposés dans les fosses nasales du mouton, se logent de préférence dans les sinus frontaux ; ils s'introduisent dans l'épaisseur de la membrane pituitaire & le plus souvent sous la tunique même, c'est-à-dire, entre cette membrane & les parois osseux ; lorsque ces larves ont acquis toute la force qu'elles doivent avoir, & qu'elles ne trouvent pas une nourriture aſſez abondante, ou qu'elles ſont gênées dans leur logement, elles déchirent la membrane qui leur ſervoit en quelque ſorte de cocon, & c'eſt ce déchirement qui occaſionne les convulſions & autres maux, dont alors les moutons ſont atteints.

V I I.

CEUX dépoſés dans les foſſes naſales des grands animaux, ſont moins de ravages, ſoit parce que pouvant ſortir plus aiſément, leur émiſſion eſt moins meurtrière, ſoit que le lieu qu'ils habitent ſoit moins irritable; ce lieu eſt le plus ſouvent les petits enfoncemens ou les eſpèces de poches remarquables de chaque côté dans l'intérieur du larynx.

V I I I.

IL eſt d'autres œſtres qui ſont le produit de mouches, à-peu-près ſemblables à celles des inteſtins des chevaux, dont le vol eſt bruyant, ce qui les a fait prendre pour des bourdons, mais elles n'en ſont pas, puiſqu'elles n'ont que deux ailes & qu'elles ſont beaucoup plus petites; elles ſe poſent ſur la peau des bêtes à cornes, des mulets & des chevaux, ainſi que ſur celle des cerfs, des daims; on les obſerve auſſi dans les rennes, &c. elles écartent le poil, inciſent le cuir au moyen d'un dard dont leur derrière eſt armé; la plaie faite, elles y dépoſent leurs œufs qui écloſent à la faveur de la chaleur & de l'humidité, ainſi les larves ſe nourriſſent des ſucs qui abondent & qui tuméfient la partie; ces mouches au ſurplus attaquent de préférence les animaux les plus gras & les plus ſains, ce qui a fait regarder par les bouviers, les tumeurs qui en réſultent, comme un ſigne favorable de la bonté de la vache ou du bœuf qui en étoient attaqués: on obſerve néanmoins que leur grande quantité appauvrit les ſucs & fait dépérir l'animal. Ces larves ſont ſous la peau dans le tiſſu cellulaire, & y forment une tumeur du volume d'une noix. Lorſque l'inſecte eſt en *maturité*, pour nous ſervir de l'expreſſion uſitée, on le fait ſortir en preſſant fortement les côtés de la tumeur; ces œſtres ſont d'un blanc mat. On a vu encore dans une maladie charbonneuſe qui régnoit à Rillieu en Breſſe, toutes les tumeurs contenant un très gros ver de l'eſpèce dont il s'agit. M. Chanut, Profeſſeur de l'École de Paris, chargé d'arrêter cette épizootie, obſerva que pluſieurs animaux affectés de cette maladie rendoient des vers par l'anus. On a vu naître une tumeur charbonneuſe à la ſuite de la mort & de la décompoſition de cet inſecte; cette tumeur s'étoit fort étendue, & ſans des ſecours prompts l'animal en ſeroit péri. Leur figure diffère de celle des précédens, en ce que les crochets ou ſuçoirs ſe rapprochent l'un de l'autre, que la tête en eſt plus alongée, que l'anus préſente deux mamelons aſſez ſemblables aux barbillons des lèvres du veau, au moyen deſquels ils ſe portent en avant: l'ouverture de l'anus eſt d'un brun-rouge foncé; le ſphincter formant un ovale alongé tranſverſalement, eſt percé dans ſa circonférence d'une quantité de petits trous; cet insecte n'a point de poil.

I X.

Il est encore une autre mouche toujours de la même classe que les précédentes, c'est celle que les Naturalistes appellent *carnacière,* qui dépose ses larves dans les pustules qui se forment le long de la crinière, dans la maladie psorique, que l'on appelle dans les chevaux le *rouvieux;* les ulcères galleux, les fourchettes, les cornes des bœufs en renferment encore; ces parties solides n'en sont néanmoins affectées qu'autant qu'elles ont été entamées par une suppuration quelconque.

X.

Strongles.

Les *Strongles, Lombrics* ou *Lombricos,* sont des vers cylindriques; leur longueur varie de sept à quinze pouces; leur corps est de la grosseur d'une forte plume à écrire; ils se terminent en pointe & sont de couleur purpurine : nous en avons vu ſouvent de blanchâtres; leur peau eſt diaphane; cette diaphanéité laiſſe voir leurs entrailles grêles & alongées, qui reſſemblent à autant de petits ſtrongles renfermés dans un grand.

Un ſtrongle d'un pied de longueur, ſur quatorze à quinze lignes de circonférence dans ſon milieu, a été ouvert & diſſéqué; on a trouvé un inteſtin aſſez ample, compoſé d'une membrane fine & déliée, renfermant une liqueur couleur d'olive & extrêmement amère; la tunique inteſtinale qui contenoit cette liqueur étoit pliſſée intérieurement, avoit la même couleur que l'humeur qu'elle renfermoit & que nous avons priſe pour le ſuc alimentaire; cet inteſtin régnoit depuis l'étranglement qu'on obſervoit extérieurement en arrière de la tête (deux pouces environ) juſqu'à l'extrémité oppoſée du ver; il eſt plus gros dans ſon milieu que dans ſes extrémités, en ſorte que ſes dimenſions ſont à peu de choſe près celles de l'inſecte. Une preſſion faite ſur le ver facilite

l'émiſſion

l'émiſſion de l'humeur contenue dans le canal dont il s'agit, 1.° par un petit trou placé dans l'endroit de l'étranglement; 2.° par l'extrémité oppoſée du ver naturellement perforée ſous un coccix très-court & très-obtus qui termine cette extrémité.

Les fibrilles blanchâtres qu'on obſerve extérieurement, attendu la diaphanéité de l'enveloppe de l'inſecte, & qu'au premier aſpect on juge être de petits vers, ſont un ſeul canal que nous avons trouvé de ſix pieds ſix pouces de longueur; ce canal eſt replié ſur lui-même dans ſa partie moyenne qui eſt la plus groſſe; cette partie s'attache à l'endroit répondant à l'étranglement du ver; les deux branches qui en réſultent, adhèrent par leurs coudes à la face interne de l'enveloppe; elles ſont extrêmement déliées, & décrivent dans leur trajet un nombre conſidérable de circonvolutions qu'il eſt impoſſible de ſuivre; ce canal renferme une liqueur épaiſſe & blanche, ſemblable à de la ſemence. On voit en outre deux corps ronds & très-rouges adhérens fortement à la face interne de la peau de l'insecte, communiquant avec le canal intestinal par deux petits filets; ces corps sont placés, lorsque l'animal est en vie, l'un auprès de l'autre & directement au-dessus de l'étranglement.

La tête présente de face trois tubercules en forme de trèfle, dont chacun porte une petite lèvre qui, se réunissant, serrent & compriment en tous sens la partie sur laquelle l'insecte s'attache; la queue est pointue.

X I.

CES insectes habitent de préférence les intestins, & notamment le principe des intestins grêles, où ils sont entourés de beaucoup de bile; le cœcum en renferme aussi beaucoup; ils résistent peu à l'action des purgatifs, & sont même entraînés fréquemment avec les excrémens dans les déjections naturelles; ils sont peu dangereux, à moins qu'ils ne soient en très-grande quantité, & ne forment des paquets ou dans l'estomac, ou dans les intestins; nous en avons trouvé un paquet du poids de quatorze livres dans les inteſtins grêles d'un cheval.

X I I.

Aſcarides.

LES *Aſcarides* ſont de petits vers cylindriques qui reſſemblent à une aiguille à coudre ordinaire, tant par leur groſſeur que par leur longueur ; ils paroiſſent être des diminutifs des ſtrongles, néanmoins leur tête & leur queue ne ſont pas abſolument les mêmes, cette dernière préſentant trois petits mamelons à ſon extrémité, avec leſquels on peut préſumer qu'ils ſe portent en avant; la tête nous a paru avoir un petit ſuçoir court & rond & deux petits yeux au-deſſus; le corps eſt cerclé d'une quantité d'anneaux qui diminuent de groſſeur à meſure qu'ils approchent de la queue ; ces anneaux ſont très-près-à-près. Le corps de cet inſecte paroît noir, marbré, & porter çà & là quelques poils ſur ſa ſuperficie ; ſa longueur eſt de ſix à trente-ſix lignes; plus il eſt petit, plus ſa couleur eſt rembrunie, ſur-tout dans le cheval ; dans le chien il eſt plus rouge & moins opaque.

X I I I.

Tous les animaux ſont ſujets à cette ſorte de vers ; le chien eſt preſque le ſeul dans l'eſtomac duquel on les trouve en paquets de la groſſeur d'une noix ou d'un œuf; ils ſont ſi étroitement & ſi intimement enlacés & entaſſés dans cette poche, qu'ils ſemblent ne pouvoir ſe dégager, & qu'ils ne peuvent ſortir que par le vomiſſement; ceux qui quittent priſe ſont entraînés dans le canal inteſtinal, & ſortent vivans ou morts avec les matières fécales ; quelques-uns de ces paquets en contiennent juſqu'à deux cents & plus.

Ils ſont rarement diſpoſés ainſi dans le cheval, & ſont plus généralement répandus dans le canal inteſtinal, & notamment dans les gros inteſtins ; on en trouve quelquefois des quantités conſidérables d'attachés à la membrane veloutée de ces viſcères ; la matière fécale en est quelquefois si garnie, qu'elle paroît animée; ils y sont toujours sur la couche extérieure. Le cochon, le mouton & les bêtes à cornes, en renferment toujours moins que le cheval, l'âne & le mulet.

X I V.

Crinons.

Les *Crinons* ou *Dragoneaux*, que nous nommons ainsi, à cause de leur ressemblance avec ceux qui naissent sous la peau des enfans, qu'ils précipitent dans le marasme, sont extrêmement grêles, déliés & filiformes; un crin blanc coupé à quelque distance de son extrémité, laisse dans la partie tronquée vue à l'œil nu, la figure, la forme & la grosseur de ces insectes; ils sont articulés comme les ascarides; leur tête, vue au microscope, est pointue & présente deux yeux; leur queue est plus grosse & porte dans le milieu un petit anus; leur longueur varie de trois à trente-six lignes; on en trouve quelquefois de plus alongés, mais le cas eſt très-rare ; ces vers ſont beaucoup plus grêles & plus fins que les aſcarides, blanchâtres, très-mobiles, ſe repliant ſur eux-mêmes en tout ſens avec beaucoup d'agilité.

X V.

DANS le cheval, ils habitent preſque toutes les parties ; on les trouve dans les gros vaiſſeaux artériels, & très-fréquemment dans le tronc de la méſentérique antérieure *(b)*; ils préfèrent ce lieu tortueux & raboteux, parce que, ſans doute, ils peuvent y réſiſter plus aiſément à la rapidité du cours du ſang ; dans certain état maladif, ils ſont répandus ſur la ſurface extérieure de preſque tous les viſcères, & no-

---

(b) Un Artiſte, qui par ſon zèle pour les progrès de ſon art, ſon intelligence & les renſeignemens ſatisfaiſans qu'il a donnés ſur les maladies des animaux des Colonies, a mérité d'être adopté par les Écoles vétérinaires, M. la Pole, établi à Saint-Domingue, communiqua aux Cercles des Philadelphes, le 25 juillet 1785, une branche de la méſenterique, dans le trajet de laquelle il y avoit un anévriſme

tamment ſur ceux du bas-ventre; le nombre alors en eſt prodigieux, l'intérieur du canal inteſtinal en eſt plus ou moins garni; nous en avons vu des légions innombrables le long des larges bandes qui brident & raccourciſſent le colon & le cœcum; cette quantité étoit telle que nous en avons compté plus de mille ſur une ſurface de deux pouces; en ſorte qu'en multipliant ces ſurfaces par celui de mille, on peut eſtimer la totalité de ces inſectes à plus d'un million; les replis de la tunique veloutée de ces mêmes inteſtins en contiennent également beaucoup; les matières contenues dans ces inteſtins renverſés avec précaution, après une dilacération lon-

---

produit par un amas de crinons; cette tumeur avoit cauſé la mort de l'animal dans lequel elle fut trouvée.

M. Gelin, établi auſſi à Saint-Domingue, où il juſtifie le choix du Gouvernement par ſon activité infatigable & les ſuccès les plus brillans, a fait la même obſervation à l'École de Paris, conjointement avec M. Henon, qui occupe avec beaucoup de diſtinction, la chaire d'Anatomie de l'École vétérinaire de Lyon.

gitudinale de ces viſcères, ont montré de larges traînées blanchâtres, ſemblables à du chile épaiſſi, mais ces traînées, examinées avec attention, n'étoient que des couches épaiſſes de crinons; elles répondoient conſtamment à la partie de l'inteſtin bridée par les bandes charnues de ce viſcère; ce ſont de ces vers qu'on a trouvé au ſurplus entre la dure & la pie-mère, dans les bronches, la trachée, le larynx, le canal thorachique, qui ont été rendus par les pores de la peau, les yeux, les oreilles (ce que nous développerons ailleurs); les chiens & les autres animaux y ſont très-ſujets, mais le cheval le plus ſain en renferme toujours plus ou moins. Dans quelques épozooties cachectiques des moutons, la ſubſtance des poumons en eſt tellement remplie, qu'ils paroiſſent en quelque ſorte tiſſus de ces inſectes.

X V I.

Douves.

Les *Douves*, *Sangſues*, *Limaces* ou

Fasciola hepatica de Linnæus, ſont des vers minces, aplatis, ovalaires; leur couleur eſt d'un vert-obſcur, quelquefois blafarde, mais rarement rougeâtre; leur longueur eſt de cinq à ſix lignes, ſur quatre à cinq de largeur.

XVII.

LES canaux biliaires ou excréteurs du foie ſont leur ſeule & unique demeure; on les trouve rarement dans les canaux ſiſtiques, & plus rarement encore dans les inteſtins grêles & dans la caillette, où ſans doute ils ſont portés accidentellement & contre leur gré, à moins qu'ils ne ſoient en très-grand nombre dans la véſicule du fiel; mais alors tous les filtres du foie, les canaux ſiſtiques, la caillette & les inteſtins grêles en ſont également remplis.

Les moutons & les bêtes à cornes y ont paru juſqu'à préſent les plus expoſés dans la ſanté parfaite; le veau & l'agneau en ont rarement; nous les avons vu pluſieurs fois dans les vaiſſeaux biliaires du foie du cheval, & nous n'en avons jamais rencontré dans ceux du chien & du cochon.

X V I I I.

Ténia.

Le *Ténia* ou *Ver ſolitaire* qui afflige fréquemment l'eſpèce humaine, ſe trouve auſſi dans les brutes, il y eſt rarement ſeul ; il exiſte en plus ou moins grand nombre dans les inteſtins grêles qu'il habite le plus fréquemment ; ſa forme eſt aplatie, rubanée, dentelée ſur les bords ; il eſt plus ou moins long, plus ou moins large, mais toujours très-mince ; ſes dimenſions varient encore ſuivant les eſpèces d'animaux qui le logent ; le cheval nous en a fourni qui avoient un pouce de largeur ; le bœuf en renferme plus rarement d'auſſi larges ; ceux du mouton ſont très-étroits ; ceux du chien le ſont quelquefois plus & d'autres fois moins ; la largeur de ces vers dans ces animaux, eſt en général d'une à quatre lignes ; les dentelures qui ſont ſur les côtés de ces inſectes, marquent leurs articulations, elles ſont plus ou moins éloignées, ou plus ou moins près-à-près; la longueur des anneaux dont ils ſemblent formés, n'eſt pas en proportion de la largeur du ver; de très-larges ſont brièvement articulés, d'autres plus étroits ont des anneaux dont la longueur varie de quatre lignes à un pouce; plus les articulations ſont près les unes des autres, plus les dentelures ſont marquées & ſaillantes; plus les articulations ſont éloignées, plus le ver eſt irrégulier dans ſes dimenſions; ceux en qui les anneaux ont plus de longueur, ont été nommés *Cucurbitins,* attendu que chaque anneau de cette chaîne a la forme d'une graine de citrouille.

Sur le bord de chaque anneau eſt un petit bouton fait en forme de houppe, qui ſe continue dans le corps du ver par une ligne noire, mais qui diſparoît en partie dans certains vers, lorſqu'ils ont reſté dans l'eſprit-de-vin; ces boutons ſont dans le milieu des anneaux dans les vers cucurbitins, tantôt ſur un bord, tantôt ſur l'autre; dans d'autres plus brièvement articulés, ils ſont ſi près de l'articulation qu'ils ſe confondent avec elle ; nous en avons conſervé dans l'eſprit-de-vin, en qui on ne les voit pas.

La forme de leur tête varie, la plupart l'ont globuleuſe, ſemblable à un petit pois de veſce, ayant quatre ouvertures bien diſtinctes, également diſtantes & ſéparées les unes des autres par une dépreſſion cruciale ; la partie poſtérieure eſt ſéparée du cou par un repli circulaire aſſez profond qui a la forme d'une cravate ; on peut croire que ces quatre ouvertures ſont autant de bouches ou ſuçoirs qui ſervent à pomper les ſucs qui alimentent ce ver, & deſquelles il peut faire uſage quelle que ſoit ſa poſition ; d'autres plus étroits & plus longs, portent à la partie antérieure un *hiatus*, eſpèce de ſuçoir ou de bouche, à la faveur de laquelle ils tirent les ſucs ; en arrière de ce globule ou tête, eſt un cou très-étroit & très-grêle, ſa longueur varie de trois à douze pouces ; cette partie eſt très-mobile & beaucoup plus que le reſte du corps de l'inſecte; les mouvemens en ſont latéraux, les articulations ſe ferment du côté que l'inſecte ſe plie & s'ouvrent du côté oppoſé; ces plis ont lieu de droite à gauche, & de gauche à droite, & c'eſt en s'ouvrant que le ver ſe porte en avant ou en arrière, mais principalement en avant; ils ont encore deux autres mouvemens, ceux-ci ſont plus forts, ils ont lieu de haut en bas & de bas en haut, ſuivant la direction aplatie de ce ver; c'eſt une véritable ondulation, à la faveur de laquelle l'inſecte avance ou rétrograde; du reſte, on ne peut bien voir ces mouvemens que dans les vers tirés des cadavres chauds ou des corps vivans. Nous avons vu un de ces ténia ſe replier ſur lui-même & appliquer ſes quatre ſuçoirs ſur une partie de ſon corps avec tant de force, qu'il en eût fallu moins pour le rompre, que pour lui faire quitter priſe; ayant été mis dans l'eau tiède, il s'eſt épanoui & étendu, au point de s'alonger du quadruple; il ſe déployoit & rentroit en lui-même avec une facilité étonnante, d'où l'on peut juger de la contractilité de cet insecte, & des effets douloureux qu'il doit produire dans les corps qui le recèlent; la tête nous a semblé plus régulièrement dirigée du côté de l'estomac des animaux. Quelques têtes de ténia ont présenté deux yeux & une trompe dans le milieu, elles étoient moins volumineuses que celles des précédens; nous en avons vu encore qui avoient deux cornes, & d'autres qui s'épanouissoient sur les matières fécales ou sur la membrane interne des intestins, en forme d'éventail; cet épanouissement s'est montré rayonnant, ayant des canelures ou sillons rassemblés du côté du cou, & très-divisés & épanouis du côté opposé; la grosseur de la tête de ces insectes, suit assez les dimensions du cou; plus cette partie est grêle & alongée, plus la tête est petite, *& vice versâ.* Les ténia très-larges ont ordinairement un cou court & une tête assez grosse; l'autre extrémité ou la queue est moins large que le corps; elle se montre dans la plupart coupée obliquement de chaque côté, pour ſormer une pointe plus ou moins alongée, ce qui peut dépendre du plus ou du moins d'extenſion ou de raccourciſſement de cette partie; elle a beaucoup de mouvement, & peut être priſe pour la tête de l'inſecte ſi on l'examine légèrement, erreur d'autant plus facile, que la tête de ces vers ſe décole facilement.

Leur longueur varie à l'infini; les plus longs n'ont jamais outrepaſſé vingt & quelques pieds; en ſorte que nous n'en avons jamais rencontré dans les animaux d'auſſi longs que ceux dont l'hiſtoire de la Médecine humaine fait mention; peut-être que l'homme vivant beaucoup plus long-temps que les animaux qui nous occupent, laiſſe au ténia celui de grandir, tandis que les plus foibles périſſent; de-là le nom de *ſolitaire* que lui ont donné les Médecins du corps humain.

Leur nombre ne varie pas moins, nous en avons compté juſqu'à deux cents vingt-ſept dans un chien, quatre-vingt-onze dans un cheval, dix-neuf dans un bœuf, douze dans un mouton; un chien en a rendu en notre préſence cent quinze.

X I X.

Les lieux qu'ils habitent de préférence ſont les inteſtins, nous avons rencontré quelquefois dans l'eſtomac, leur tête & une partie du cou; le reſte de l'inſecte étoit au-delà du pylore, & étendu dans l'inteſtin; le rat eſt le ſeul en qui nous l'avons trouvé dans le foie; il eſt logé dans cet animal dans la propre ſubſtance du viſcère; unique dans le petit logement qu'il s'eſt pratiqué, il y eſt enfermé & enveloppé dans un véritable kyſte, ou poche membraneuſe, blanchâtre, opaque, compacte; il ſe montre ſur la ſurface du viſcère, ſous la forme d'un point ou d'une tache blanchâtre; à l'ouverture du kyſte, on trouve un ténia très-blanc de la longueur de 9 à 12 pouces, ſur une ligne environ de largeur, très-mince, articulé par des anneaux placés très-près-à-près. Les jeunes rats que nous avons

avons diſſéqués n'en avoient pas, mais ceux d'un moyen âge en ont toujours dans les inteſtins au nombre de 3 ou 4 au moins, & les vieux en ont dans le foie & les inteſtins: nous en avons trouvé juſqu'à ſept dans le premier de ces viſcères; dans les entrailles ils étoient plus ou moins multipliés. Le lapin en eſt très-fréquemment attaqué; ils n'occupent que les inteſtins grèles, ſont très-larges, fort épais, & preſque toujours cucurbutins; nous en avons rencontré de très-petits, on les diſtinguoit à peine, ils avoient 2, 3, 4, 5 lignes de longueur, toutes les articulations étoient bien diſtinctes; les plus petits ont paru cylindriques, ce n'eſt vraiſemblablement qu'en ſe développant qu'ils s'aplatiſſent. Les loups, les renards, la loutre, la taupe, la belette, la fouine, le putois & le loir en nourriſſent également *(c)*. Mais enviſageons les uns &

(c) Il faut prendre garde de ne pas ſe tromper en examinant ces animaux, pour s'aſſurer de l'exiſtence ou de la non-exiſtence des ténia dans leurs entrailles: ces inſectes ſe

les autres de ces vers, relativement aux effets qu'ils produiſent dans les animaux qui nous occupent.

X I X.

Ténia globuleux.

Le ténia globuleux a été ainſi nommé par rapport à ſa forme qui eſt ronde : il reſſemble parfaitement à une hydatide, & on a cru long-temps que c'en étoit une ; nous ne l'avons encore aperçu que dans le mouton. Il eſt compoſé de trois parties, l'une membraneuſe, la ſeconde aqueuſe, & la troiſième qu'on peut regarder comme pulpeuſe. La partie membra-

meuvent avec une agilité dont on ne ſe doute pas, ils ſe replient ſur eux-mêmes avec vîteſſe ; nous en avons trouvé de noués dans leur milieu. Les animaux ſauvages dont nous parlons, ſont preſque tous arrêtés & tués par le fuſil, le plomb peut dilacérer les inteſtins, alors ces inſectes ſortent du canal & ſe logent entre les autres viſcères du bas-ventre, ce qui pourroit cauſer une erreur dans laquelle nous ſommes preſque tombés.

neuſe renferme toutes les autres, auxquelles elle ſert d'enveloppe ; elle ſe montre comme un ſac clos de toutes parts, d'un tiſſu très-fin, elle eſt blanche & diaphane ; ſon diamètre, dans ceux que nous avons vus, varioit d'un pouce à un pouce & demi ; on la trouve toujours adhérente par un de ſes pôles à un viſcère quelconque, & cette adhéſion n'eſt pas la même dans les différens viſcères. Dans le foie on la trouve toujours ſur ſa partie concave ou poſtérieure, ſon adhérence eſt telle que la tunique même du viſcère ſemble former la membrane du ver; mais en examinant de près & avec attention, on reconnoît que cette tunique a ſubi un prolongement qui a fourni à l'inſecte une eſpèce de péduncule qui ſe trouve ſerré, & en quelque ſorte étranglé par la membrane dont le ver eſt formé.

Son attache avec le méſentère s'opère d'une manière toute différente : la membrane externe de ce viſcère ſe prolonge bien comme celle du foie, mais au lieu d'être embraſſée par celle du ver, c'eſt elle au contraire qui l'embraſſe.

Lorſqu'il adhère au pancréas, il eſt enveloppé de toutes parts par la membrane extérieure de ce viſcère; cette enveloppe forme une eſpèce de kiſte exactement clos de tous côtés, & dans lequel l'animal eſt enfermé, à peu-près comme le fœtus dans l'amnios.

Sur la tunique extérieure & commune des inteſtins, ſon adhéſion s'opère de la même manière que ſur le méſentère; la partie adhérente eſt ſeulement moins étendue, & le ver n'eſt pas auſſi étroitement embraſſé.

Sur la ſurface extérieure des poumons, ſon adhérence s'opère par des filamens qui partent de l'un & de l'autre corps, & qui paroiſſent s'aboucher & ſe confondre.

Lorſqu'il eſt logé dans un des grands ventricules du cerveau, il adhère d'une part très-légèrement à la maſſe cérébrale qui l'entoure, & de l'autre plus fortement au plexus choroïde; mais s'il occupe les deux grands ventricules, il contracte une troisième adhérence avec la faux.

La seconde partie de ce ver ou l'aqueuse, n'est autre chose qu'une sérosité extrêmement limpide, & légèrement salée ; elle ne remplit pas tout-à-fait le globule formant le corps de l'insecte, ce qui lui permet le mouvement d'extension & de resserrement, les seuls dont il paroisse avoir été doué.

La troisième partie qui entre dans sa composition, ou la substance pulpeuse, n'est pas à beaucoup près, aussi considérable que les deux précédentes ; sa longueur n'est que de 5 à 6 lignes, & sa largeur, de 2 ou 3 ; elle est très-mince, irrégulière dans ses dimensions, composée de plusieurs fragmens lenticulaires, articulés les uns aux autres par leur partie tronquée, en sorte que sa forme approche assez de celle du ténia ordinaire ; elle est d'une consistance baveuse, sa couleur est un blanc de linge. Logée dans l'intérieur du globule, à la face interne duquel elle est fortement attachée par sa base, elle paroît être un prolongement de sa membrane interne ; nous la considérons comme la tête du ver ; elle est extrêmement mobile, rentrant sur elle-même & s'alongeant avec la plus grande facilité : la forme de l'extrémité de cette partie, lorsqu'elle est contractée présente celle de la tête du ténia du cheval ; elle est à peu-près carrée & sorée de 4 suçoirs ; elle nage dans l'humeur aqueuse.

Cette troisième partie n'est pas, au reste, la seule qui soit mobile, la membraneuse jouit du même avantage ; l'action de l'une & de l'autre est régulière & simultanée ; lorsque la tête s'alonge, la vésicule se resserre sur elle-même ; & lorsque la tête se raccourcit ou s'approche de sa base, la vésicule se dilate & *vice versâ.* Ces mouvemens ne sont point subits, ils s'opèrent par ondulations & sont absolument vermiculaires ou péristaltiques.

On observe encore dans ce globule membraneux, outre sa partie aqueuse & la tête du ver dont nous venons de parler, des petits grains cristallins, de la forme & du volume d'un grain de millet ; ils sont plus ou moins nombreux, mais nous ne les avons aperçus que dans les ténia globuleux que nous avons trouvés dans les grands ventricules du cerveau. Il ne nous a pas été possible de nous assurer si ces grains étoient doués d'un mouvement propre, il nous a paru que celui qu'on leur apercevoit étoit dû à la membrane dans laquelle ils étoient renfermés.

X X.

Ténia lancéolé.

LE ténia lancéolé, que nous nommons ainsi par rapport à sa forme qui est celle d'un fer de lance, est beaucoup moins alongé que le ténia ordinaire.

La longueur la plus considérable de ceux que nous avons vus, n'excédoit pas 4 pouces. Nous ne l'avons jamais trouvé que dans les naseaux du cheval & dans ceux du chien ; sa taille est proportionnée à celle de ces cavités, celui du chien étant toujours moins long que celui du cheval.

Le corps de cet insecte est plus large & plus épais que ses extrémités, cette largeur va toujours en décroissant de la tête à la queue ; il offre une multitude d'articulations transversales & parallèles comme celles du ténia des intestins du cheval, elles s'étendent d'un bord à l'autre.

L'extrémité antérieure ou la tête, présente une petite pointe mousse & courte, percée de quelques suçoirs, à la faveur desquels l'insecte se tient attaché aux parties qui le recèlent.

L'extrémité postérieure ou la queue, est alongée, étroite & effilée.

Les bords ou les parties latérales de la tête, du corps & de la queue, sont minces & tranchantes. Il règne le long de cet insecte & dans son milieu, une grosse veine rougeâtre, de laquelle partent des divisions collatérales qui vont se rendre à chaque articulation ; elles sortent en ligne droite de la tige commune, & forment autant d'angles droits.

Ce ver, qui n'a encore été obſervé que dans les cavités naſales du cheval & du chien, & que l'on pourroit appeler *rhinaire,* ſiège principalement dans les cellules de l'os ethmoïde; ſa tête eſt toujours dirigée du côté de la partie poſtérieure de cet os; il ſemble qu'il ſe nourriſſe ſpécialement de l'humeur qui ſe filtre des ventricules olfactifs dans les anfractuoſités ethmoïdales. Il eſt au ſurplus rarement ſeul, on le trouve ſouvent multiplié ſur-tout dans le chien; j'en ai vu juſqu'à 6 dans les cellules de l'ethmoïde, répondant à l'un des côtés des naſeaux, car il eſt très-rare qu'on en trouve dans les deux foſſes naſales à la fois.

XXI.

Animaux qui ſont le plus ſujets aux œſtres.

Les chevaux, les ânes & les mulets les plus ſujets aux œſtres, ſont ceux qui paiſſent ou qui ſont à une nourriture verte ; les poulains d'un & de deux ans en ſont ſouvent les victimes. Ces vers ſont quelquefois ſi multipliés dans ces animaux, que les maux qu'ils occaſionnent ſont comme epizootiques, & ſont un véritable fléau dans les haras, vu la quantité conſidérable de poulains & de pouliches qu'ils font périr ; on en trouve une ſi grande quantité dans leur eſtomac, qu'on ne ſauroit douter qu'ils ne ſoient la cauſe de la mort de ces jeunes ſujets.

X X I I.

Symptômes qui décèlent l'exiſtence des œſtres.

Les ſymptômes qui décèlent l'exiſtence de ces inſectes ſont très-équivoques ; les borborigmes, les coliques momentanées & qui ſe renouvellent ſouvent, le dévoiement, le dépériſſement, le dégoût pour la boiſſon, des appétits voraces & dépravés qui portent l'animal à manger le plâtre, la terre, ſes longes, ſa couverture, des ſouliers & tout ce qui a un goût ſalé & amer, &c. n'en ſont pas toujours de certains, & ces accidens peuvent dépendre d'une infinité d'autres cauſes. Le ſeul ſigne univoque de leur préſence, eſt leur émiſſion par l'anus ; ils reſtent plus ou moins fortement attachés au ſphincter ; ſi on fouille alors l'animal, on trouve l'intérieur du rectum plus ou moins hériſſé de vers, & dans ce cas il eſt preſque toujours très-ſec & très-dilaté.

Ils occaſionnent le bâillement, ce mouvement des mâchoires que l'on exprime, en diſant que l'animal *fait les forces*, des toux foibles & légères que l'animal fait entendre pendant la nuit ou le matin avant d'avoir mangé, le tic, des claudications paſſagères, des fluxions périodiques, des veſſigons & des molettes ſans cauſes extérieures déterminantes ; des gourmes rebelles preſque toujours privées de ces abcès chauds ſous la ganache qui achèvent & complètent la criſe, des flux inopinés par les naseaux, les engorgemens œdémateux sous le ventre, aux jambes, aux ars, sur les testicules, dans les mamelles; des mues imparfaites, longues & tardives, un poil terne & piqué, la chassie des yeux, des urines crues, & enfin tous les maux qui résultent de l'atonie, du relâchement des solides & de l'appauvrissement des fluides.

XXIII.

Desordres occasionnés par les Œstres dans les grands Animaux.

LES effets destructeurs de ces vers, à l'inspection des cadavres, ne sont pas moins nombreux & foudroyans; toute la graisse qui recouvre & entoure les viscères du bas-ventre est en plus grande partie détruite; le peu qui en reste est flasque, jaunâtre, macéré & infiltré de sérosité. Il en est de même du péritoine, de l'épiploon & de toutes les tuniques extérieures des viscères membraneux; le mésentère est infiltré, les glandes mésentériques gorgées, skirreuses ou abcédées ; on a vu des épanchemens séreux dans le bas-ventre, les reins relâchés, le cordon ſpermatique tuméfié, le pancréas décompoſé, le foie & la rate plus ou moins tuméfiés. L'intérieur de l'eſtomac eſt toujours très-maltraité par ces inſectes, on l'a vu creuſé, travaillé & criblé dans l'étendue de ſes deux membranes ; les cavités ou eſpèces de cellules que chacun des vers s'y eſt pratiquées, ſont très-profondes & forment autant d'ulcères à bords relevés & tuméfiés ; l'humeur qu'ils fourniſſent & qui n'eſt autre choſe que le ſuc gaſtrique, eſt conſtamment pompée par les vers, en ſorte qu'ils ſont à ſec & rendent les membranes épaiſſes, dures, calleuſes, irrégulières, ſongueuſes, livides, & les criblent d'une infinité de trous. Quelquefois le ventricule a été percé par ces inſectes ; ils étoient alors répandus en plus ou moins grand nombre ſur la ſurface extérieure des viſcères où ils étoient fortement attachés, & nous obſerverons que la dilacération du ventricule, après certaines indigeſtions, n'a le plus ſouvent pour cauſe première, qu'une pareille perforation, ou des ulcères très-profonds qui avoient fortement affoibli les tuniques dans certains points de l'étendue du viſcère. Les gros inteſtins, le colon, le cœcum & le rectum, lorſque les vers ſont plus ou moins multipliés, ſont ſur-tout affectés de ſemblables léſions. Les inteſtins grêles ſont ceux qui éprouvent le moins de ces ſiniſtres effets, mais ils ne ſont pas toujours intacts; du reſte la maſſe totale de tous ces vers, qui ne ſont au ſurplus jamais ſeuls de leur eſpèce dans les corps des animaux qu'ils détruiſent, eſt quelquefois très-conſidérable, nous en avons trouvé juſqu'à trois livres & quatre onces: cette maſſe d'animaux, toujours rongeans & dévorans, qui conſomment les ſucs nourriciers les plus eſſentiels à la vie, eſt plus que capable de produire tous les accidens que nous venons de décrire.

Un cheval eſt affecté de temps en temps d'attaques de vertige; les intervalles qui ſéparent ces attaques ſont d'abord très-longs, elles deviennent plus fréquentes, enfin l'animal meurt subitement. On trouve à l'ouverture du cadavre deux paquets de vers de la grosseur du poing, l'un près du pylore qu'il bouchoit, l'autre dans le grand cul-de-sac de l'estomac ; les ulcères dans lesquels étoient logés ces vers, étoient énormes, plusieurs étoient répandus dans le cœcum & dans le colon; les intestins étoient très-enflammés ainsi que le cerveau, le retz admirable de Willis étoit si gorgé qu'il formoit hernie dans le quatrième ventricule ; les corps glanduleux du plexus choroïde étoient aussi gorgés & jaunâtres.

XXIV.

Signes qui décèlent l'existence des Œstres dans les sinus frontaux des Moutons.

Les signes de la présence des œstres dans les sinus frontaux des moutons, sont, outre les convulsions & les tournoiemens dont nous avons parlé *(art. V)*, des ébrouemens fréquens, la disposition de l'animal à heurter avec sa tête tous les corps qu'il rencontre, l'abattement des forces, la tristesse, l'inflammation ou la rougeur de la conjonctive, l'humidité ou le flux par les naseaux, le boursouflement de la membrane pituitaire, la noirceur, l'inflammation & l'engorgement du voile du palais, de l'épiglotte & de toute l'arrière-bouche, le dégoût, le dépérissement & la mort.

X X V.

Desordres produits par les Œstres dans les Moutons.

Les effets de ces vers dans l'intérieur des sujets qu'ils ont enlevés, sont des excoriations, des tuméfactions & des suppurations dans la membrane pituitaire; les cornets du nez & l'os ethmoïde sont plus ou moins enflammés & gangrénés; le cerveau est souvent gorgé, mollasse & dans la cachexie; les ventricules ont été trouvés pleins d'eau, les glandes pinéale & pituitaire, le plexus choroïde gorgés & macérés; tout ce qu'on qu'on a remarqué de plus ordinaire dans la poitrine & le bas-ventre, ſont des infiltrations, des congeſtions, & de légers épanchemens de ſéroſité.

Les ſinus frontaux renferment, dans l'épaiſſeur de la membrane pituitaire, ou ſous la membrane même, depuis deux juſqu'à quinze œſtres, le plus ſouvent très-noirs; ils ſont logés dans un eſpace aſſez juſte pour leur volume; la partie de la membrane qui les enveloppe eſt très-tuméfiée, noire, & le plus ſouvent gangrénée; on en trouve le plus fréquemment dans les deux ſinus à la fois; on en a vu dans la partie ſupérieure des cornets du nez, mais bien rarement dans les ſinus ethmoïdaux, & plus rarement encore dans les ſinus maxillaires.

X X V I.

Signes de la préſence des Œſtres ſous les Tégumens.

Rien n'eſt plus facile que de connoître la préſence des œſtres renfermés ſous les tégumens des animaux; ils ſont contenus dans des tumeurs de la grosseur d'une noix & quelquefois d'un œuf de poule ; pour peu que ces tumeurs soient grosses, la fluctuation est presque toujours sensible , & leur ouverture donne toujours issue à un de ces vers, & à un peu de matière blanchâtre, partie épaisse & partie séreuse.

XXVII.

Manière de s'assurer de l'existence des Œstres dans le Roux-vieux.

Il en est de même de ceux qui sont logés dans les pustules du roux-vieux, écartez les crins de l'encolure, découvrez un des bourlets que la peau forme dans l'endroit des crins, examinez ce bourlet, pressez-le & ouvrez-le à l'endroit où il présente une très-petite ouverture, elle répondra toujours à une pustule , laquelle contiendra un petit œstre, nous disons petit parce qu'effectivement ceux-ci sont toujours moins gros que les précédens. Les signes équivoques de la présence de ces insectes, dans cette partie, sont outre le roux-vieux, de grandes démangeaisons, la chute des crins, leur mélange, le dépérissement de l'animal, &c. & les signes univoques sont une éminence particulière que le roux-vieux occasionne, & la petite ouverture que l'on aperçoit sur le sommet de cette éminence.

XXVIII.

Signes qui décèlent les Œstres dans les ulcères de l'ongle.

CEUX qui habitent les ulcères de l'ongle des chevaux, de celui du bœuf, ou la base de ses cornes, sont découverts par leur présence, & sur-tout par leur mouvement. Les animaux, dont ces parties sont affectées, se tourmentent plus ou moins fortement, frappent du pied, mais en général le bœuf semble moins sensible à la piqûre & au mouvement de ces insectes, que le cheval qui frappe du pied sans cesse comme pour se délivrer d'une sensation incommode.

XXIX.

Signes de l'existence des Strongles.

Les signes auxquels on peut reconnoître les strongles, sont à-peu-près les mêmes que ceux que nous avons décrits *(art. XXII)*, les coliques sont plus fréquentes, plus longues, plus alarmantes, l'animal dépérit plus promptement, il est sujet aux convulsions, aux spasmes, à la rentrée des testicules, à des diarrhées de toute espèce, à la faveur desquelles il rend une plus ou moins grande quantité de ces vers, ou morts, ou dissous, ou vivans, & quelquefois des uns & des autres en même-temps.

XXX.

Desordres des Strongles.

Les desordres que ces vers opèrent dans les animaux morts, diffèrent de ceux que nous avons vu être les effets des œstres *(art. XXIII)*, en ce qu'ils n'occasionnent que de très-petites érosions dans la face interne de l'estomac

& des inteſtins, on en trouve des paquets plus ou moins énormes dans l'eſtomac, on en a vu qui avoient le volume d'une tête humaine, ils ſont plus particulièrement entortillés en forme de cordes dans les inteſtins, le lieu qu'ils occupent eſt toujours rempli d'humeur glaireuſe, glutineuſe & bilieuſe dans laquelle ils nagent, la membrane interne de l'inteſtin eſt plus ou moins enflammée, ridée & pliſſée dans cet endroit. La préſence de ces paquets de vers dans l'eſtomac occaſionne une forte diſtenſion, alors les inteſtins ſont plus ou moins rétrécis; on a obſervé un effet contraire lorſqu'ils étoient logés dans ces derniers viſcères; toutes les entrailles ſont plus ou moins enflammées, les tuniques veloutées plus ou moins pliſſées & épaiſſies, elles ſont toujours fortement humectées de ſucs viſqueux, brunâtres, rougeâtres & fétides; les viſcères ſanguins ſont très-gorgés & farcis de ſang noir & épais, les reins ſouvent très-volumineux & très-flaſques, les vaiſſeaux lactés trèsſins, & en partie oblitérés, le canal thorachique eſt plus petit, ſes parois plus rapprochées de ſon axe; la liqueur qu'il charie eſt plutôt ſanguinolente que laiteuſe, & toujours plus fluide qu'à l'ordinaire; ils ne perforent guère que les inteſtins grêles du cochon; ces viſcères ſont quelquefois ſi criblés par les ſtrongles, qu'il eſt impoſſible aux Charcutiers de faire uſage des inteſtins.

X X X I.

Signes de l'exiſtence des Aſcarides.

Le ſeul ſymptôme auquel on reconnoît dans le cheval, l'âne & le mulet l'exiſtence des Aſcarides, eſt leur préſence dans la fiente ou dans le ſphincter de l'anus dont ils dépaſſent l'ouverture de la moitié de leur corps; ces animaux en ſont toujours plus ou moins attaqués, mais ils ne font un véritable ravage que lorſqu'ils ſont joints aux œſtres, aux ſtrongles, aux crinons & ſouvent au ténia, alors mêmes deſordres, & par conſéquent mêmes ſymptômes que ceux dont nous avons fait mention *(art. XXII)*, ils occupent de préférence les inteſtins, & y ſont fortement implantés dans l'épaiſſeur de la tunique veloutée par les ſerres dont leur tête eſt armée. On ne les en détache que difficilement, & leur multitude eſt quelquefois ſi conſidérable, qu'ils ſont innombrables, on en trouve ſouvent de mêlés avec la fiente, mais plus particulièrement dans celle qui avoiſine la membrane du viſcère.

XXXII.

Effets des Aſcarides dans le Chien.

Il n'en eſt pas de même des effets de ces vers dans le chien, nous avons vu une épizootie ſur ces animaux, dans laquelle ils en vomiſſoient des paquets, de la groſſeur d'un œuf de poule, enlacés de manière qu'ils étoient très-difficiles à débrouiller ſans les rompre, ils ſuſcitoient des convulſions plus ou moins fortes, des attaques de vertige & d'épilepſie dont le coma étoit la ſuite, la bouche étoit pleine de bave, l'animal mâchoit fréquemment, grattoit ſes joues avec les pattes; les yeux étoient très-animés, larmoyans & chaſſieux, le fond de la gueule, ſur-tout le deſſous de la langue, étoit garni d'hidatides ſemblables à celles qui ſont la ſuite d'aboiemens forcés, les animaux dépériſſoient ſenſiblement & finiſſoient dans la conſomption, ou mouroient dans des accès de vertige, connus dans les chenils ſous le nom de *rage mue,* ceux chez leſquels la maladie traînoit en longueur; exhaloient une odeur cadavereuſe, leurs excrémens étoient une ſanie putride, leurs urines étoient huileuſes, jaunâtres, & d'une odeur infecte.

L'ouverture des cadavres faiſoit montre d'infiltrations & de décompoſition plus ou moins grandes; la matière contenue dans les inteſtins étoit compoſée en plus grande partie de vers pourris & diſſous, l'eſtomac en renfermoit de vivans qui l'avoient enflammé & gangréné, il étoit piqué & ulcéré dans une infinité d'endroits, il en étoit de même de la membrane interne des inteſtins qui en recéloit également de vivans.

X X X I I I.

Signes de la préſence des Crinons.

On ne reconnoît guère la préſence des *Crinons* ou *Dragonneaux* qu'à l'ouverture des cadavres, à moins qu'ils ne ſortent par les organes extérieurs, ainſi qu'il arrive quelquefois, alors les ſymptômes qui précèdent une éruption de ce genre & qui l'accompagnent, ſont tous ceux qui caractériſent le ſcorbut; l'haleine, la tranſpiration & les excrémens exhalent une odeur des plus fortes & des plus fétides, l'animal dépérit inſenſiblement, il eſt très-foible, triſte & dégoûté, le ventre eſt ordinairement relâché, les urines ſont ſafranées, la bouche, les naſeaux & la membrane pituitaire ſont ſecs & arides, la truffe ou bout du nez du chien, eſt deſsèchée & brûlée, l'épiderme ſe ſoulève & tombe en écailles, les gencives ſont noires & les dents chargées de beaucoup de tartre, la conjonctive eſt très-enflammée, pliſſée, l'épine eſt douloureuſe, les lombes ſont très-embarraſſées, il y a lumbago ; le poil eſt terne & piqué, la chaleur extérieure du corps eſt quelquefois sèche & d'autres fois éteinte, l'animal eſt toujours couché, très-pareſſeux, altéré dans les momens où la chaleur du corps eſt la plus forte, le pouls eſt très-fébricitant, petit, ondulant, très-accéléré ; lorſque la peau eſt froide, il eſt extrêmement foible & preſque effacé.

XXXIV.

Émiſſion des Crinons du corps des Animaux.

Si la Nature eſt aſſez forte pour faire un effort & opérer une criſe qui conſiſte dans l'expulſion de ces inſectes, on les voit ſortir de toutes parts par les pores de la peau, par les yeux, les oreilles, les naſeaux & l'anus ; l'animal eſt alors beaucoup moins mal, les forces ſe raniment un peu, ils ne ſortent pas régulièrement tous les jours dans le commencement de la criſe, il ſe paſſe des intervalles de 48 à 60 heures ſans que l'animal en fourniſſe; plus les remèdes ſont efficaces, plus les forces ſont ranimées, plus ils ſortent régulièrement; c'eſt alors que l'animal en dépoſe dans ſa couverture, ou ſur le lieu où il eſt couché des quantités incroyables, on les voit ſur le bord des paupières & de tous les émonctoires, ils ſont à leur ſortie de l'animal, morts, blancs, maigres & en partie deſſéchés.

Le cheval n'en fournit pas à proportion davantage que le chien, mais dans le premier, la criſe paroît plus longue & moins interrompue, l'intérieur de la couverture eſt chargé de ces inſectes, l'étrille, la broſſe & même le bouchon en ramaſſent également des quantités prodigieuſes; ils reſſemblent à de la groſſe pouſſière, & ce n'eſt qu'en les examinant de près qu'on les diſtingue & qu'on les reconnoît. La criſe une fois établie, les ſymptômes de ſanté ſe montrent promptement, mais il eſt fréquent de voir les animaux ſuccombber ſous le poids de cette maladie, à moins que la cauſe de l'évolution de ces inſectes ne ſoit épizootique ; alors prévenu d'avance de leur exiſtence & de leurs effets, on peut ſecourir les malades avant les accidens que ſont naître ces inſectes & qui conduiſent l'animal à la mort.

Les chevaux ſont beaucoup plus ſujets aux crinons & dragonneaux que les chiens, mais ceux-ci ſont plus fréquemment la victime des aſcarides, & notre expérience nous a mis à même de voir vingt chiens affectés de ces vers, ſur un affecté de crinons ou dragonneaux.

Les tégumens & l'anus du cheval ſont les ſeuls endroits qui permettent l'émiſſion de ces vers, ou du moins nous n'avons jamais eu occaſion de les voir s'échapper par d'autres parties ; ils ſont légèrement plus alongés que ceux du chien, mais tout auſſi blancs, & tout auſſi flétris, ce n'eſt qu'avant la criſe qu'ils ſortent vivans avec les matières fécales qui en fourniſſent quelquefois ; on les voit encore au bord de l'anus, leurs mouvemens ſont d'autant plus forts & plus rapides que la criſe eſt plus éloignée, & que l'animal eſt plus malade, en ſorte qu'il ſemble que la diſpoſition des ſucs qui donnent lieu à la vigueur & à la ſanté de ces êtres meurtriers, détruit le reſſort & l'action vitale des parties de l'animal dans lequel ils ſe ſont développés.

X X X V.

Deſordres produits par les Crinons.

L'OUVERTURE des cadavres des animaux morts à la ſuite de ces inſectes, préſente à peu-près les mêmes deſordres que ceux que nous avons remarqués précédemment *(art. XIV)*. Tous les viſcères ſont plus ou moins relâchés, les glandes lymphatiques plus ou moins gorgées, on voit de ces vers ſur toute la ſurface extérieure de cès viſcères.

On en a vu une grande quantité dans les bronches, lors de certaines épizooties; les poumons des moutons y ſont infiniment ſujets dans les maladies qu'ils éprouvent après ou pendant des saisons humides.

Nous avons trouvé à l'ouverture d'un cheval morveux, une tumeur de la grosseur d'une noix dans l'épaisseur des membranes de l'estomac, l'intérieur de cette tumeur étoit formé d'un très-grand nombre de cellules remplies d'une matière suppurée, jaunâtre & assez fluide, les parois de ces cellules étoient criblées de petites ouvertures qui contenoient chacune trois à quatre crïnons, plusieurs autres nageoient dans l'humeur suppurée.

Le sang du cheval paroît si bien convenir à ces sortes de vers, que sur cent que l'on ouvre (n'importe de quelle maladie ils soient morts, & quand même ils auroient fini de mort violente), il est très-rare de n'en pas trouver dans tous; au surplus, quelque lieu qu'ils occupent, on ne les aperçoit qu'en y faisant la plus grande attention, parce qu'ils sont très-fins & toujours de la couleur des sucs dont ils se sont nourris.

XXXVI.

Effet des Douves dans les Moutons.

LES *Douves, Sang-ſues, Limaces,* paroiſſent toutes auſſi habituelles aux moutons que les crinons & les œſtres le ſont aux chevaux ; nous les regarderions volontiers les uns & les autres comme propres à chacune de ces eſpèces d'animaux ; nous ne ſavons pas ſi la vigogne & le lama en ſont affectés généralement, ceux de ces animaux exotiques qui ont été diſſéqués par M. Henon, Profeſſeur d'Anatomie, en avoient un aſſez grand nombre ; quoi qu'il en ſoit, tant que les douves ſont en petite quantité, elles ne paroiſſent pas plus dangereuſes aux moutons que les crinons & les œſtres ne le ſont au cheval, lorſque ceux-ci ſont également en petit nombre ; mais lorſque les douves ſont très-multipliées, qu'elles ont pénétré & rempli les canaux biliaires, elles produiſent dans ce viſcère des hydatides, des ſquirres, elles le tuméfient de toutes parts, & font un corps qui, bien loin de participer à la vie, y eſt étranger & devient la ſource d'une infinité de maladies, particulièrement de la pourriture & de la conſomption; l'animal dépérit aſſez vîte, la laine tombe comme dans l'alopécie & la gale, la conjonctive eſt blanche, flaſque & lavée, les forces abandonnent le malade, il périt dans l'étiſie; tous les viſcères ſont plus ou moins infiltrés & inondés de parties aqueuſes; la véſicule du fiel, les canaux cyſtiques & hépato-cyſtiques, ainſi que le duodenum, en contiennent plus ou moins, ainſi que la caillette dans laquelle on en a trouvé quelquefois.

XXXVII.

Deſordres produits par les Ténia.

Les ténia ne cauſent pas des deſordres moins grands & moins alarmans, ils ſuſcitent des toux & des coliques dans preſque tous les animaux qui en ſont affectés, les quadrupèdes y ſont ſujets, mais

mais, d'après les obſervations faites ſur tous ceux confiés à nos ſoins, le bœuf & la vache nous paroiſſent y être moins expoſés que le mouton; le cheval y eſt beaucoup plus ſujet que l'âne & le mulet, & aucun d'eux ne l'eſt autant que le chien qui y paroît auſſi expoſé que le mouton l'eſt à la douve, & que les chevaux le ſont aux crinons & aux œſtres.

En effet, les jeunes chiens en rendent dés paquets plus ou moins volumineux; ils ſont affectés de coliques quelque temps avant leur émiſſion; ſouvent une partie de ces vers ſort tandis que l'autre rentre dans l'anus. L'animal boit, mange & paroît très-gai juſqu'au moment d'une nouvelle colique & d'une nouvelle émiſſion de ces inſectes; ainſi de ſuite juſqu'à ce qu'ils ſoient très-multipliés dans le corps de cet animal: alors les accidens de toutes ſortes ſe développent, les douleurs que ces inſectes ſuſcitent le font crier & courir inopinément, le dégoût & la triſteſſe lui ôtent, pour ainſi dire, toutes ſes facultés, il maigrit, il eſt taciturne, ſes yeux ſont enflammés, les convulſions ſurviennent, l'animal ſe lève & ſaute en avant comme s'il vouloit fuir une douleur très-vive; dans d'autres inſtans, & toujours inopinément, il a des quintes de râlement, dans leſquelles il ſemble devoir ſuffoquer, ſes quatre pattes ſont écartées, l'épine eſt voûtée en contre-haut, le flanc eſt retrouſſé & ſpaſmodiquement contracté; le cou & la tête ſont alongés, les narines & la gueule très-ouvertes, & l'air inſpiré & expiré forme une colliſion laborieuſe & ſonore. A tous ces ſymptômes ſuccèdent l'atrophie, la catalepſie & la mort. Il paroît que tous ces accidens n'exiſtent que lorſque les ténia ſont renfermés dans les inteſtins grêles; s'ils ſont dans les autres, & que l'animal en rende, ces accidens n'ont point lieu. Tous les chiens ouverts à la ſuite de ces effets ou de ces maux, nous ont toujours montré des ténia dans ces mêmes inteſtins grêles; ils y étoient très-vivans & doués de mouvement, enveloppés &

garnis de beaucoup de matière ſanguinolente ou laiteuſe, dans laquelle ſembloient nager des eſpèces de ſemences ou d'animalcules de ténia : ce qui porteroit à le croire, c'eſt qu'on trouve ſouvent des ténia très-petits & très-grêles, & qui ne diffèrent des autres que par le volume ; l'eſtomac & les membranes des uns & des autres de ces viſcères étoient ridés, pliſſés & fortement enflammés ; néanmoins il faut convenir que ces vers ne ſont jamais ſeuls de leur eſpèce, nous les avons toujours vus avec des ſtrongles & des aſcarides ; les deſordres que nous avons obſervés dans les autres viſcères, étoient à peu de choſe près les mêmes, l'atonie, des flétriſſures ou des engorgemens par infiltration plus ou moins marqués.

Les autres animaux éprouvent des effets moins ſiniſtres de la part de ces inſectes ; on ne peut guère être aſſuré de leur exiſtence dans l'animal qu'ils tourmentent, que par des coliques plus ou moins fortes, & par leur ſortie de l'anus, mais ils s'échappent rarement par cette voie ; le grand eſpace que leur offre l'étendue du canal inteſtinal, leur figure & le lieu qu'ils occupent pour l'ordinaire, ſont ſans doute la cauſe du défaut de leur émiſſion ; ils ne ſont pas ordinairement chez eux auſſi multipliés que dans les chiens ; cependant nous les avons rencontré quelquefois en très-grand nombre dans le cheval; ils formoient, réunis, un volume d'une ſphère de cinq pouces de diamètre ; ils étoient répandus indiſtinctement dans tout le canal inteſtinal, ils avoient un pouce de largeur dans leur partie la plus évaſée, & dans les gros animaux, nous le répétons, ils ont toujours paru mêlés à d'autres vers; les chevaux attaqués du ténia le ſont ordinairement des œſtres, des ſtrongles, des aſcarides & des crinons ; le bœuf & le mouton qui en renferment, contiennent auſſi des ſtrongles, des douves, &c.

On a vu des moutons affectés de maladies épizootiques qui n'avoient pour cauſe que de très-longs ténia dans le canal inteſtinal, & des œſtres dans les ſinus frontaux ; les viſcères étoient ſains, à l'exception d'une légère tuméfaction & d'une forte inflammation dans les membranes inteſtinale & pituitaire.

Nous avons vu dans le chien, des ténia attaqués par d'autres petits vers très-fins & très-déliés, qui tenoient le milieu entre le crinon & l'aſcaride : ils étoient fortement attachés au ténia & paroiſſoient vivre à ſes dépens. Le ténia a ſans doute ſon ennemi comme nombre d'inſectes ; mais pourra-t-on ſavoir s'il lui eſt auſſi funeſte qu'il l'eſt lui-même aux animaux qu'il dévore ; ou s'il lui eſt ſeulement incommode ; ou ſi enfin les inquiétudes qu'il lui cauſe ſont ou peuvent être la ſource des troubles qu'il produit dans ſa demeure vivante ! quoi qu'il en ſoit, les deſordres que le ténia opère dans le corps des grands animaux, ſont abſolument les mêmes que ceux produits par les autres vers.

XXXVIII.

Effets du Ténia globuleux dans les grands ventricules du cerveau du Mouton.

LORSQUE le ténia globuleux occupe les grands ventricules, il produit des effets aſſez ſemblables à ceux de l'épilepſie.

Les accès ſont d'abord éloignés, ils ſe rapprochent peu-à-peu ; l'intervalle qui d'abord eſt de quelques jours, n'eſt bientôt plus que de quelques heures ; il arrive même ſur la fin qu'ils ont lieu pluſieurs fois dans une heure.

Leur durée eſt toujours en raiſon de leur éloignement : plus ils ſont éloignés, plus ils durent long-temps, *& viciſſim.*

L'appareil ſous lequel ils ſe montrent eſt effrayant : l'animal lève la tête, roidit ſon encolure, ſon corps & ſa queue ; il tombe ſur le côté, ſes membres reſtent droits & inflexibles ; les mâchoires ſe ſerrent, les jugulaires ſe gonflent, la queue ſe retrouſſe & ſe renverſe ſur la croupe; les yeux ſont très-ouverts, les vaiſſeaux de la conjonctive ſe gorgent de ſang; la prunelle ſe dilate & n'éprouve aucune impreſſion de la part des rayons lumineux; la reſpiration eſt laborieuſe, courte & précipitée. Cet état de tenſion & de roideur, qui eſt accompagné de l'abolition du ſens de la vue, ne détruit pas celui du toucher; il paroît même plus vif que dans l'état naturel: le plus léger attouchement ſuffit pour faire éprouver à l'animal affecté des ſoubreſauts dans tout le corps, des mouvemens convulſifs qui ſe terminent par un tremblement qui dure ordinairement juſqu'à la fin de l'accès.

Le paroxiſme fini, l'animal ſe relève & ſe ſecoue; il eſt triſte & dégoûté; ſa marche eſt lente; il mâche lâchement & rumine peu; il n'eſt point altéré; le ſens de la vue eſt rétabli; les yeux ne ſont plus hagards, mais battus & chaſſieux; la tête eſt baſſe & tremblante; l'inſpiration eſt longue & l'expiration courte: en ſorte que la reſpiration s'exécute comme dans l'homme qui pouſſe de profonds ſoupirs. Le deſſus de la tête, & ſpécialement l'endroit répondant à la ſuture ſagittale, eſt extrêmement ſenſible : il ſuffit de frapper très-légèrement cette partie avec un corps dur quelconque, pour donner lieu à un nouvel accès : d'où on peut s'aſſurer indubitablement que la cauſe du mal eſt dans le cerveau.

Dans les derniers accès qui conduiſent l'animal à la mort, il éprouve de fortes convulſions, & ſur-tout un ſpaſme violent dans les muſcles des mâchoires : la bouche ſe remplit de bave ; la ſalive coule abondamment : ces derniers accès auſſi violens qu'ils durent peu, ſont ſuivis d'un aſſoupiſſement léthargique, d'un râlement, & quelquefois de la paralyſie des muſcles du cou & des mâchoires.

XXXIX.

Deſordres opérés par le Ténia globuleux dans le corps des Moutons.

Quelques-uns de ces effets ſont eſſentiels, d'autres ne ſont que relatifs.

Les premiers s'obſervent dans le cerveau : tous les vaiſſeaux extérieurs de la tête ſont gorgés de ſang très-noir & très-fluide ; la membrane pituitaire eſt noire & infiltrée ; la dure-mère eſt détachée des pariétaux, elle eſt épaiſſe & en quelque ſorte calleuſe ; la pie-mère ſe reſſent plus ou moins de cet état ; le cerveau eſt diſtendu au point de comprimer toutes les parties du crâne ; la ſubſtance corticale eſt macérée, les anfractuoſités effacées, le corps calleux détruit, le *ſeptum lucidum* durci, épaiſſi & jeté de côté lorſque le ver n'occupe qu'un ventricule ; la voûte médullaire déprimée, ſoulevée, écartée & prodigieuſement affoiblie ; les couches optiques & les corps cannelés enfoncés, écartés & en partie détruits; la glande pinéale durcie & aplatie ; les tubercules quadrijumeaux pressés contre le cervelet ; les vaisseaux principaux du plexus choroïde gorgés, endurcis & détachés de la membrane fine & déliée qui les unit ; le cervelet, les appendices, les pédoncules, la moëlle alongée, sont sans consistance, macérés & abreuvés d'une quantité prodigieuse d'eau séreuse & limpide.

Les desordres relatifs que l'on observe dans le bas-ventre & la poitrine, sont l'inflammation des intestins grêles, leur météorisation & la quantité de matière sanguinolente qu'ils contiennent ; les matières desséchées & brûlées qui remplissent les gros intestins, la rougeur de la caillette & les matières purulentes, dissoutes & infectes, qu'elle renferme ; l'épaississement & le racornissement de la vessie urinaire ; l'eau jaunâtre répandue dans le bas-ventre, les flétrissures & les échimoses des poumons, l'épaississement de la plèvre & du médiastin, les squirres du foie, les infiltrations & les épanchemens de ſérosité, ſont autant d'accidens qui varient ſelon la diſpoſition particulière de l'animal à l'époque où il commence à éprouver cette affection vermineuſe.

X L.

Effets du Ténia globuleux dans la poitrine & dans le bas-ventre.

Quoique la préſence de cet inſecte ſur les poumons, le foie, le méſentère, les inteſtins & l'épiploon, ne produiſe pas des accidens auſſi graves que dans le cerveau, il n'en cauſe pas moins la mort des animaux qui en ſont affectés ; toute la différence n'eſt que dans la durée du temps qu'il met à produire ſes effets.

Sur les poumons ſon effet eſt de donner lieu à des toux foibles & quinteuſes, à des flux par les naſeaux d'une humeur ſéreuſe plus ou moins ſanguinolente, d'accélérer le mouvement du flanc, d'affoiblir peu-à-peu l'animal, de le faire dépérir, & de le conduire à une vraie phthisie pulmonaire.

Attaché au foie, il détruit peu-à-peu les fonctions de ce viscère; on reconnoît bientôt tous les symptômes de l'ictère: l'animal est languissant, triste & dégoûté; la peau jaunit, elle devient sèche, le suin se supprime, ainsi que l'œsipe: ces humeurs se montrent alors sous forme de poussière ou de crasse; la galle survient, la laine se détache, l'animal tombe dans l'émaciation & meurt.

Lorsque le ténia tient aux intestins ou au mésentère, ou à l'épiploon, il fait naître tous les accidens qui sont le produit de la pourriture ou cachexie aqueuse: les paupières se tuméfient, la conjonctive pâlit, le tissu cellulaire de dessous la ganache s'infiltre de sérosités; la foiblesse & l'inappétence sont bientôt suivies du marasme & de la consomption dans laquelle l'animal succombe.

XLI.

Signes qui indiquent la préſence du Ténia lancéolé dans les naſeaux du Cheval & du Chien.

Il eſt peu de corps étrangers introduits dans le corps des animaux, qui puiſſent produire des effets auſſi foudroyans que les vers lancéolés, lorſqu'ils ſont logés dans les cellules ethmoïdales de ces animaux. Le cheval qui en eſt affecté mange avec voracité; & plus il mange, plus il ſemble dépérir: cet appétit vorace eſt ſouvent interrompu par un état d'anxiété; l'animal gratte le ſol, le frappe avec un des pieds de devant; il regarde ſon flanc, l'inquiétude augmente; il ſe couche & ſe relève ſubitement; le flanc s'agite, les naſeaux s'ouvrent de plus en plus, les yeux deviennent hagards; cet état, qui indique les douleurs les plus vives, finit par l'émiſſion d'une quantité conſidérable de vents & de matières ſtercorales crues & bilieuſes. Ces ſignes ſont équivoques ; ils ſont communs à pluſieurs maladies ; la colique & la diarrhée ſont dûes à la deſcente trop précipitée des alimens dans l'eſtomac ; cette déglutition rapide eſt dûe elle-même à l'irritation qu'occaſionnent les vers ; mais bientôt l'irritation augmentant à meſure que les vers acquièrent plus de force, les ſignes qui annoncent leur préſence ceſſent d'être équivoques : ils conſiſtent dans des ébrouemens fréquens, des ſecouſſes convulſives de la tête, des actions effrénées qui portent l'animal à heurter avec la plus grande violence le crâne contre tous les corps durs qui ſont à ſa portée. Quelle que ſoit la force de ces heurts & de ces actions effrénées, l'ébrouement s'effectue toujours ; il s'opère même avec une ſorte de fureur de la part de l'animal : ſouvent il s'abat, plie ſon encolure & porte la tête ſur les côtes, la rejette ſur le ſol avec colère, la renverſe en arrière, la ramène en avant & plonge le nez dans le poitrail : enfin ſes forces paroiſſent épuiſées, ou peut-être le ver cessant de se faire sentir, l'animal se relève, paroît accablé, éprouve une altération considérable, & après quelques heures de repos une faim dévorante ; la manière dont il saisit & avale les alimens qui lui sont offerts, tient toujours à un état violent, & c'est assez souvent lorsqu'il les dévore avec une sorte de fureur, quil est saisi de ces accès frénétiques dont nous venons de parler. Les paroxismes n'ont point d'ordre fixe dans leur apparition; ils ne tardent guère, pour l'ordinaire, à faire périr l'animal qui les éprouve; sa mort est toujours d'autant plus prompte, qu'il est plus ardent, plus vigoureux, plus irritable; il arrive souvent aussi que les animaux de ce tempérament périssent plutôt des coups qu'ils se donnent que de la maladie même.

Les signes qui indiquent la présence du ténia lancéolé dans le nez du chien, ne sont pas tout-à-fait les mêmes : outre que l'appétit est vorace comme dans le cheval, il est de plus dépravé : l'animal avale, dévore tout ce qui se trouve à ſa portée, la terre, la paille, le bois, le linge, des morceaux d'étoffes de laine, des cordes, &c. Les muſcles des mâchoires agiſſent convulſivement & tumultueuſement ; la mâchoire inférieure eſt écartée, jetée de côté, ſoit à droite, ſoit à gauche, & rapprochée de l'antérieure avec autant de promptitude que de force. Dans ces actions effrénées, l'animal laiſſe échapper une grande quantité de ſalive qui tombe en filet ; les parois du bas-ventre ſont tendues au point d'agir ſur la veſſie, & d'en chaſſer l'urine qu'elle contient. Le chien éternue preſque ſans ceſſe ; il eſt continuellement occupé à ſe gratter le nez avec ſes pattes, & à ſe frotter le front contre les corps durs ; il court ſans intention, & il ſuccombe dans les convulſions les plus violentes.

XLII.

Effets du Ténia lancéolé dans l'intérieur des Animaux.

La partie de l'ethmoïde qui recèle ces insectes est toujours corrodée. La membrane pituitaire est noire, épaisse, boursouflée & ulcérée ; le sinus frontal est plus ou moins rempli de pus ; enfin, toutes les parties du crâne sont à-peu-près dans le même état où on les trouve à la suite de la morve la plus invétérée.

L'estomac & les intestins sont enflammés, échimosés & remplis de matières verdâtres, noirâtres, sanguinolentes, &c. On trouve dans l'estomac du chien une quantité prodigieuse de corps étrangers d'un volume plus ou moins considérable ; on trouve souvent encore dans les entrailles du cheval & du chien un grand nombre de vers d'espèce différente.

XLIII.

Origine des Vers.

L'ORIGINE de ces vers, dans le corps des animaux, eſt un myſtère qui vraiſemblablement le ſera long-temps encore : des expériences heureuſes bien ſuivies, bien conſtatées, ou des analogies ſûres lèveront peut-être un jour le voile qui nous dérobe la métamorphoſe de chacun de ces inſectes ; ce qu'ils étoient avant leur évolution dans le corps des animaux ; s'ils y ont été dépoſés en larves, en nymphes ou en graines ; la durée de leur vie ; s'ils ſe multiplient par eux-mêmes ſans le ſecours de ſemence nouvelle ; ſi, lorſqu'ils ont acquis un certain degré d'accroiſſement & de force, ils ſortent de leur hôte, pour ſe métamorphoſer de nouveau ; & enfin ce qu'ils deviennent après cette métamorphoſe. Ces vérités ſeroient auſſi curieuſes qu'intéreſſantes : on ne peut en effet éviter ou combattre ſon ennemi avec avantage & ſuccès, ſi on ne le connoît parfaitement.

On a reconnu le mâle & la femelle dans les ſtrongles; ils ſe multiplient par accouplement dans le corps de l'homme & dans celui des brutes; on a penſé que ces vers ne ſe métamorphoſoient point, & qu'ils reſtoient pendant le cours de leur vie ce qu'on les voyoit. Nous avons cru obſerver qu'ils acquéroient un volume plus ou moins gros, & que les animaux qui les portoient les rendoient alors avec plus de facilité que lorſqu'ils étoient petits; le volume de 12 à 15 pouces de longueur ſur un 35e de diamètre a paru être le terme de leur accroiſſement.

Les aſcarides, toujours mêlés avec plus ou moins de ſtrongles, & toujours plus nombreux que ces derniers dans le corps des animaux, pourroient faire croire qu'ils ſont le produit des ſtrongles, s'ils n'en différoient d'ailleurs par des caractères eſſentiels. Il en eſt de même des crinons: ceux-ci néanmoins ſont plus petits & plus grêles que les aſcarides; l'on pourroit d'autant plus être porté à penſer que ces deux dernières eſpèces ſont le produit de la première, que ces inſectes ne diffèrent, au premier aſpect, les uns des autres, que par leur groſſeur & par leur longueur; mais, en les examinant plus attentivement avec de fortes loupes ou le microſcope, on voit que ces vers ont des formes différentes; que les ſtrongles ont une forte trompe; que les aſcarides ont des crochets faits à peu de choſe près comme ceux des œſtres; que les crinons ont une tête pointue, & portent des yeux. S'il eſt poſſible de concevoir comment ces divers ennemis parviennent à ſe loger dans les grandes voies de la digeſtion, à y vivre & même à pénétrer dans des routes aſſez étroites, il eſt auſſi facile de comprendre comment les crinons ſe trouvent dans les vaiſſeaux ſanguins, ou dans des lieux dont la communication paroît abſolument interdite à des corps de ce genre. La fineſſe & la petiteſſe de leur corps leur permet de chercher des retraites qui puiſſent les mettre à l'abri d'être entraînés avec les matières fécales. Ils ſe logent dans les vaiſſeaux veineux, dont la faculté d'abſorber les entraîne, pour ainſi dire, malgré eux. Ils parcourent ainſi une partie de la circulation, & trouvent dans le tronc de la méſentérique, un abri qui les défend contre le choc du ſang artériel; d'autres traverſent les tuniques inteſtinales, ſoit qu'ils percent à travers les mailles des membranes, ſoit qu'ils les franchiſſent par la voie des artères exhalantes, leur exilité & leur fineſſe leur permettant ces différentes routes.

Le ténia eſt, pour ainſi dire, inné dans le rat & le lapin; il commence à ſe développer dès l'âge le plus tendre; mais par où paſſe-t-il pour ſe rendre des inteſtins dans le foie? ſont-ce de nouveaux animalcules qui ſe développent par la ſuite dans ce viſcère? c'eſt ce que nous ignorons; tout ce que nous ſavons de certain, c'eſt que, plus le rat eſt vieux, galeux, lépreux (car ces animaux ſont ſujets à beaucoup de maladies), plus on en trouve dans le foie & dans les inteſtins; que, plus les lapins ſont jeunes, plus on trouve le ténia grêle , court & délicat.

Les jeunes chiens ſont auſſi beaucoup plus ſujets au ténia que les adultes ; il en eſt de même des jeunes chats.

Rongeard eſt, je crois, le ſeul qui en ait trouvé dans la tanche, hors du canal inteſtinal : ces particularités prouvent peut-être que la ſemence de ces inſectes peut s'inſinuer par-tout, mais qu'elle ne ſe développe que dans les endroits qui peuvent favoriſer ſon évolution.

Wolpius en a vu rendre par des enfans très-jeunes & à la mamelle ; Hippocrate avec le meconium : ce qui a fait penſer à ce père de la médecine qu'ils avoient pris naiſſance en même-temps que l'enfant.

Spiggelius prétend que, lorſque le ténia eſt une fois hors du corps, il ne ſe reproduit plus ; nous avons des exemples du contraire dans deux chiens qui en ont été guéris auſſi parfaitement qu'ils pouvoient l'être, qui en ont encore été affectés, l'un quinze & l'autre dix-huit mois après ; il y a pluſieurs exemples de pareils faits dans l'homme.

On pourra dire, pour juſtifier l'opinion de Spiggelius, que ces malades n'en avoient pas été parfaitement délivrés; que le ténia s'eſt reproduit de ſes propres débris, ou que des animalcules de ces vers en ont produit d'autres ; mais nous dirons avec vérité qu'un chien nouvellement guéri du ténia ayant été ſacrifié à notre curioſité, les recherches & l'examen les plus exacts n'ont pu nous faire découvrir le plus léger veſtige de cet inſecte.

On voit, par la lettre de Valliſnieri à M. Leclerc, que des vers ronds & longs ont été trouvés dans le veau, & que la chair de ces animaux en avoit contracté un goût très-déſagréable. Les veaux ſont aſſez ſujets aux ſtrongles ; mais nous n'avons jamais vu que ces inſectes aient porté la moindre altération au goût que la viande devoit avoir. Il en eſt de même du cochon : il eſt très-ſujet aux ſtrongles, aux aſcarides & aux ténia ; ſes entrailles en ſont quelquefois farcies ; mais la chair n'en eſt point altérée.

Méri, Kôrckring, Volff, en ont vu dans les reins du chien; nous n'en avons jamais trouvé que dans le rein gauche d'une jument; ce viſcère étoit gorgé, ſuppuré & d'un volume énorme; le ver étoit blanc, aſſez gros & long, c'étoit un véritable ſtrongle.

La rate ſemble être juſqu'à préſent le viſcère qui en ait été exempt; nous en avons vu ſur ſa ſurface, mais jamais dans la ſubſtance; ces vers étoient des crinons, & tous les autres viſcères en étoient alors plus ou moins couverts.

Vidus dit en avoir trouvé dans le péricarde & dans le cœur.

Baglivi en a trouvé également dans le cœur. Nous avons vu les crinons ramper ſur la ſurface de ces viſcères, de même que ſur ceux du bas-ventre & de la poitrine, dans l'intérieur des bronches, dans des abcès formés dans la ſubſtance pulmonaire, dans celle des inteſtins & de l'eſtomac; les crinons, au ſurplus, pouvant ſuivre avec le ſang tous les détours de la circulation, peuvent ſe trouver par-tout.

Mathiole parle de vers qu'il a trouvés dans la tête du cerf; nous n'en avons obſervé que dans les ſinus frontaux & dans le larynx : ils étoient les mêmes que ceux qui affectent les ſinus des moutons.

C'eſt ſans doute de ce même ver que parle Paracelſe, qui s'engendre, dit-il, dans le cerveau des chevaux, & les rend furieux ; les maréchaux l'apellent *vercoquin* & *verſequin* ; ils croient qu'il occaſionne le vertigo, maladie dont les chevaux ſont fréquemment atteints; ils ſuppoſent que cet inſecte vient de la queue, qu'il ſuit la moelle alongée, & que c'eſt lors de ſon entrée dans le cerveau, qu'il ſuſcite les convulſions qui conſtituent la maladie. D'après l'idée qu'ils s'en ſont formés, ils ſe hâtent de perforer, avec un fer chaud, la partie ſupérieure & antérieure de l'encolure, entre le ligament cervical & la nuque; cette opération, dictée par l'ignorance, eſt ſouvent ſuivie des effets les plus ſiniſtres.

Etmuller dit que pluſieurs perſonnes prétendent & aſſurent que les chiens ſont ſujets à un ver ſous la langue, &

que, si on a soin de leur ôter ce ver avant qu'ils aient eu des accès de rage, ils n'enragent jamais. Pline l'appelle *Lytra*, & pense la même chose.

On voit que cette erreur remonte à la plus haute antiquité. Du Fouilloux, qui a fait un Traité de Vénerie sous Charles VII, relève cette erreur, & il est bien étonnant qu'elle se soit accréditée, & que les Garde-chasse & les Valets-de-chiens l'aient encore en vénération; ils pratiquent journellement l'opération qu'ils appellent *éverrer*, à l'effet de préserver leurs jeunes chiens de la rage. Ce prétendu ver n'est autre chose que le tendon du muscle mylo-hyoïdien, ils l'extirpent & l'amputent impitoyablement.

XLIV.

Nous avons remarqué (*art. XXV, XXX, XXXII, XXXV, XXXVI & XXXVII*), d'après l'inspection des cadavres des animaux morts à la suite des maladies vermineuses, tous les effets d'une cachexie, d'une atonie dans les ſolides, & d'une décompoſition plus ou moins grande du principe des fluides ; nous avons obſervé même ceux d'une véritable *anemaſe* , c'eſt-à-dire , d'un défaut de ſang dans les vaiſſeaux, preuve certaine d'une cacochylie & d'une cacochymie bien décidées. Ces affections vermineuſes ſont toujours accompagnées dans le cheval de maladies pſoriques , du tic, d'eaux aux jambes, de poireaux, quelquefois de crapeaux, d'ulcères qui réſiſtent aux topiques & aux panſemens les mieux ordonnés; dans le poulain, de tumeurs œdémateuſes, d'engorgement aux jambes & de conſomption ; dans le mouton & le bœuf, de la pourriture; dans le chien, du vice ſcorbutique, de maigreur ou de conſomption ; dans le cochon, de coliques, de diarrhées & du tak, &c. Ces différentes affections, qui n'ont toutes qu'un ſeul & même principe , l'appauvriſſement des humeurs, dépendent-elles d'une diſpoſition particulière des ſujets, ou ſont-elles le produit de l'évolution des vers ! Nous ſommes très-diſpoſés à penſer que la nature des fluides facilite le développement de ces inſectes, & que leur préſence augmente & aggrave cet état, d'où naiſſent par la ſuite tous les maux que nous avons décrits, & qui conduiſent l'animal à la mort.

L'eſpèce de perſpiration de crinons *(art. XXXIV)*, eſt ſans doute dûe à une manière d'être des humeurs; ce mode, tel qu'il ſoit, en facilite l'évolution & l'émiſſion; celle-ci ayant formé une criſe heureuſe, l'animal eſt guéri. Les douves ne ſont jamais auſſi multipliées que lorſque les bœufs & les moutons ſont affectés de la pourriture, & plus le nombre de ces inſectes eſt grand, plus la maladie a d'intenſité. Les œſtres ſont d'autant plus nombreux dans l'eſtomac & dans les inteſtins des chevaux, que leurs ſucs ſont viſqueux & appauvris, ou ſouillés par des humeurs à évacuer, telles que celle des gourmes, &c. Les œſtres ne font effectivement un véritable ravage dans les haras, qu'avant l'éruption de cette humeur; les ténia ne ſont auſſi fréquens dans les jeunes chiens, que par la viſcoſité de leurs humeurs, & par leur appétit vorace de toutes les chairs corrompues & infectes; les jeunes chiens errans & vagabonds y sont infiniment plus exposés que les chiens tenus & soignés. Il en est de même à l'égard des autres animaux carnassiers, tels que le rat, le loup, la loutre, le renard, la belette, la fouine, le putois, le furet, &c. Ces êtres voraces, dont la plupart habitent sous terre, entassent fréquemment indigestion sur indigestion, d'alimens le plus souvent corrompus & chargés de vers; ce qui fournit à leur sang un chyle glaireux & très-laborieux pour les secondes voies. Même chose arrive à l'égard des jeunes chiens élevés dans les chenils avec de la soupe; cette soupe est le plus souvent cuite de la veille; jusqu'à ce qu'on la leur donne les mouches peuvent y déposer & y déposent sans doute leur semence; cette nourriture peu mâchée par l'animal qui l'avale avidement, peu broyée, peu pénétrée de la salive, fournit un chyle semblable au précédent, & facilite le développement des œufs.

Telle eſt la ſource des aſcarides qui enlèvent une quantité prodigieuſe de ces animaux dans un âge encore tendre. On pourroit penſer que le ténia, dont les jeunes chiens de chaſſe ſont fréquemment attaqués, leur provient des lapreaux qu'ils dévorent, ces animaux étant toujours plus ou moins farcis de ces vers. Linnæus a vu des vers plats dans les eaux bourbeuſes: ne pourroit-on pas croire que ces eaux, dont les animaux s'abreuvent le plus ſouvent, ſont la ſource des ténia auxquels ils ſont beaucoup plus ſujets que l'homme? Les crinons ne ſont jamais plus multipliés dans les bêtes à cornes, dans les chevaux, ânes & mulets, que lorſque ces animaux ſont nourris avec des ſubſtances capables de donner de la viſcoſité aux humeurs, & d'en occaſionner l'imméabilité, telles que le ſon, celui des amidonniers, le marc de bière, les carottes & les navets cuits, la paille nouvelle, le foin qui n'a pas ſué dans le grenier, celui qui eſt poudreux, moiſi, qui a été mal récolté, chargé d'inſectes, &c;

& nous voyons encore que tous les alimens qui exigent peu de mastication pour la déglutition, sont dans le cas de fournir beaucoup de vers ; & que, plus l'animal est vorace & goulu, plus il y est exposé, les indigestions en lui étant très-fréquentes. De plus, les animaux qui pâturent sont plus sujets aux vers que ceux qui sont nourris au sec ; ceux qui sont mis au vert après avoir été mis au sec, y sont encore plus exposés que ceux qui sont à cette nourriture toute l'année. Plus l'herbe est aqueuse & chargée d'humidité, plus elle facilite l'évolution des vers ; les pâturages aquatiques en fournissent plus que les autres ; tous les végétaux verds ne sont pas néanmoins dans ce cas : il en est qui les expulsent au contraire, tels que les pampres ou feuilles de vigne ; les moutons que l'on sale y sont moins exposés que ceux auxquels on ne donne point de sel ; ceux qui pâturent sur les bords de la mer sont rarement affectés de douves. Les cochons que l'on élève dans les bois y sont plus sujets que ceux qu'on nourrit & engraisse dans les maisons, ſur-tout ſi on les tient proprement. Quelques poulains de lait ont péri par les vers dans le haras de Pompadour ; & des poulains de deux ou trois mois, ſacrifiés aux travaux anatomiques, ont fait voir dans leurs entrailles une quantité aſſez conſidérable de vers de toute eſpèce. Ces animaux étoient tombés dans une eſpèce de conſomption qui avoit ſa ſource dans l'exiſtence de ces inſectes meurtriers, ce qui a déterminé les propriétaires à s'en défaire ; d'où l'on peut induire le nombre conſidérable de poulains que font périr tous les ans les maladies vermineuſes dont on ne ſoupçonne pas l'exiſtence : les animaux à la mamelle n'en ſont donc pas plus exempts que les adultes.

Tout dans la nature paroît animé ; tout eſt plein d'animaux vivans ou de ſemences prêtes à éclore. Les uns ſont dans l'air même que nous reſpirons, d'autres dans les boiſſons & ſur les alimens dont nous faiſons uſage ; mais nous détruiſons ceux-ci par l'action du feu, & les ſubſtances qui nourriſſent les animaux, ne paſſent pas par cette épreuve ; voilà ſans doute pourquoi ils ſont plus ſujets aux vers que l'homme, ce que nous avons obſervé précédemment. La plus grande partie des plantes eſt couverte d'inſectes, & nous avons vu que les années pluvieuſes ſont celles où elles en ſont le plus ſouillées ; il en réſulte des épizooties qui ont infiniment d'analogie avec les maladies vermineuſes, & cela arrive principalement dans les printemps qui ſuivent les hivers doux, ſur-tout dans les ſujets d'une tiſſure molle & aqueuſe, tandis que ceux d'un tempérament bilieux & irritable, éprouvent plutôt, dans la même occurrence, des maladies charbonneuſes, des fièvres ardentes, malignes, &c. ce qui prouve encore que l'évolution des vers exige toujours une ſyncraſie ou une diſpoſition particulière dans les ſucs ou humeurs de l'animal.

X L V.

Cette diſtinction nous force à enviſager les maladies vermineuſes, relativement à leur traitement, sous trois aspects; ces maladies sont en effet ou *essentielles*, ou *symptomatiques*, ou *compliquées*. Les maladies essentiellement vermineuses, sont celles dans lesquelles la présence des vers constitue essentiellement la maladie; ainsi les œstres renfermés dans les sinus frontaux des moutons, formeront une maladie essentiellement vermineuse; les convulsions & les vertiges, auxquels les œstres donnent lieu, ne sont que des accidens ou des symptômes de la maladie; ôtez ou détruisez les vers, ces accidens cesseront & l'animal sera rétabli; il en sera de même de ceux enfermés dans les pustules du roux-vieux, sous les cornes des bœufs, dans les sabots, la fourchette & autres ulcères extérieurs. Nous rangerons encore dans cette classe les crinons trouvés dans les gros intestins des chevaux; ces insectes ne prospèrent qu'autant qu'il se joint dans les sucs des humeurs des sujets, des vices qui en altèrent la texture, tels que le farcin & autres maux de ce genre; alors les vers de toute eſpèce ſe développant, l'animal tombe dans la cachexie, & la maladie vermineuſe devient abſolument ſyptomatique. Les œſtres renfermés dans l'eſtomac & dans les inteſtins, qui ſortent par l'anus, ſans autre ſymptôme maladif que ceux de leur exiſtence, doivent être regardés comme conſtituant une maladie eſſentiellement vermineuſe; il en ſera de même de toutes ces eſpèces de vers qui ſe montreront ſur le bord de l'anus ou dans la fiente des animaux, lorſque ceux-ci paroîtront, abſtraction faite de ces vers, jouir d'une bonne ſanté. Les ténia que rendent ſi ſouvent les chiens qui ſont gras & bien portans d'ailleurs, formeront autant de maladies vermineuſes eſſentielles.

Les maladies vermineuſes ſymptomatiques ſont celles qui ſe développent après une maladie quelconque, telle que le ſcorbut dans les chiens, & généralement toutes les cachexies dans les autres animaux. Dans tous ces cas, les anti-vermineux les plus actifs ne détruiroient qu'une partie de la maladie en expulſant les vers. Cette circonſtance exige donc une méthode de traitement qui, combiné avec les anti-vermineux, rappelle les ſolides & les fluides à l'état d'intégrité qu'ils avoient primordialement. Par maladies vermineuſes compliquées, nous entendons celles qui préſentent à l'Artiſte trois indications à remplir; la première, celle des vers à détruire; la ſeconde, celle des ſolides à rétablir & des humeurs à corriger; & la troiſième, la cicatriſation des ulcères que ces vers ont formés dans l'eſtomac ou les inteſtins.

X L V I.

MAIS avant d'entrer dans le détail de ces différentes méthodes de traitement, il importe de s'aſſurer d'un anti-vermineux proprement dit; l'inſuffiſance de ceux employés avant nous, & dont nous n'avons tenté que trop ſouvent inutilement l'uſage, nous a déterminés à faire des expériences ſur ces hôtes meurtriers. Nous avons cru plus prudent de commencer par les attaquer directement hors du corps de l'animal, que de traiter les animaux chez lesquels nous n'aurions pu que les soupçonner ; & nous avons pensé qu'après avoir trouvé le spécifique capable de détruire ces insectes, il nous seroit possible d'assimiler ce médicament à la texture des viscères, de manière qu'en tuant les vers il ne pût porter aucune atteinte aux parties qui les recéleroient. Nous allons rendre compte sommairement de toutes les expériences que nous avons faites, elles démontreront d'une manière certaine ce que l'on doit penser de la plupart des remèdes que l'on a regardés comme anti-vermineux.

EXPÉRIENCES SUR LES VERS.

Première Expérience.

NOUS allons décrire l'état des chevaux, dans le corps desquels nous avons soupçonné des vers, qui en avoient effectivement, & qui ont été sacrifiés pour avoir ces insectes vivans, afin de les exposer à la sortie du corps de ces animaux, à l'action de toutes ſortes de ſubſtances, regardées juſqu'à préſent comme de puiſſans anthelmintiques.

Les œſtres qui reſtent fortement attachés à la partie de l'eſtomac qu'ils endommagent, ont été expoſés à l'action de ces différentes ſubſtances avec la partie du viſcère à laquelle ils étoient attachés ; il en a été de même des aſcarides ; & quant aux ténia, aux ſtrongles & aux crinons que l'on trouve toujours ſans être adhérens, ils y ont été expoſés à nu.

Le premier cheval qui a été tué, étoit âgé de huit ans, extrêmement maigre, quoique buvant & mangeant bien, mais très-foible & hors d'état de ſervir ; l'intérieur de l'eſtomac de cet animal étoit couvert d'œſtres ; ce viſcère a été dépecé en pluſieurs morceaux d'un pouce à un pouce & demi en tout ſens, & chacun de ces morceaux portoit cinq à ſix œſtres ; ce même cheval avoit auſſi beaucoup de ſtrongles dans les inteſtins grêles : ces inſectes, ainſi que les précédens étoient très-vivans & très-vigoureux.

Un autre cheval, âgé de neuf ans, étoit, à peu de chose près, dans le cas du précédent; il avoit de plus la gale & un ulcère très-malin sur le quartier de dedans d'un des pieds de devant: ce cheval contenoit beaucoup d'œstres dans son estomac, beaucoup de strongles & de crinons dans les intestins.

Un troisième cheval, âgé de six ans, extrêmement foible, ayant été sujet aux coliques, étoit dans le marasme & avoit une espèce de faim-canine; il avoit de plus un ulcère cacoëthe dans l'intérieur du pied, & qui étoit la suite d'un clou de rue qui avoit résisté à tous les efforts des Maréchaux; ce cheval étoit farci de vers, les œstres étoient contenus en très-grande quantité dans l'estomac; il y en avoit beaucoup de répandus sur la surface extérieure des entrailles, ce que nous n'avions pas encore vu; il y avoit dans les intestins, avec une quantité incroyable de crinons & d'ascarides, plus de deux cens strongles entrelacés & noués en forme de cordes.

Un quatrième cheval, affecté de la

morve & dans le plus mauvais état, quoique très-jeune encore, a été tué & ouvert: nous avons trouvé dans son estomac un très-grand nombre d'œstres qui y avoient établi des ulcères très-profonds; on a trouvé de plus beaucoup de strongles & de crinons, & entre autres, un ténia d'une vivacité & d'une mobilité surprenante; son corps avoit dans sa contraction trois pouces de longueur sur un pouce & demi de large, & dans son expansion il avoit quinze à dix-huit pouces de long, sur six à sept lignes de large; c'est ce même ver dont nous avons déjà parlé, qui, se repliant sur lui-même, appliquoit avec tant de force ses suçoirs sur une partie de son corps, qu'on n'avoit pu lui faire lâcher prise qu'en le plongeant dans l'eau tiède; on a cru remarquer dans cet animal des symptômes d'une fureur marquée.

Seconde Expérience.

TOUS les différens vers dont nous venons de parler, ont été submergés dans des bocaux séparés, par diverses ſubſtances tirées des trois règnes. Nous allons rendre compte de leurs différens effets.

L'eau commune nous ayant paru abſolument indifférente à ces animaux dangereux, elle nous a ſervi de terme de comparaiſon pour pouvoir apprécier toutes les ſubſtances, dont l'effet ne ſeroit pas plus marqué.

Règne Végétal.

LES ſubſtances tirées de ce règne, qui juſqu'ici ont paſſé pour des anthelmintiques puiſſans, & qui cependant nous ont paru n'avoir pas plus de priſe ſur les vers que l'eau ſimple, ſont les décoctions de ſabago, de méliſſe, de menthe, d'éclaire, de perſil, de rue, d'anagalis ; les infuſions des plantes amères & aromatiques les plus fortes & les plus odorantes, telles que l'abſinthe, la ſauge, la lavande, la ſabine, la tanéſie, la fougère, ils n'y ſont morts que lorſque ces différentes ſubſtances, ainſi que les parties auxquelles les vers étoient attachés, étoient abſolument pourries & décompoſées.

Les autres ſubſtances du même règne, qui nous ont paru avoir un effet plus marqué, ſont :

L'huile de ricin; les œſtres n'y ont vécu que cinq jours.

Une forte diſſolution d'alkali fixe ; lés œſtres y ont vécu le même temps.

L'eſſence de térébenthine; ils y ſont morts après quatre jours.

Le ſuc d'ail pur ou mêlé avec l'huile de noix, ou l'huile de noix ſeule, ſpécifique très-vanté par les Maréchaux, contre les vers; les œſtres n'y ſont morts qu'au bout de neuf jours.

L'aloès diſſous dans l'huile de noix, autre ſpécifique non moins exalté que le précédent; les œſtres y ont vécu huit jours.

Toutes ces ſubſtances n'ont produit ſur les autres eſpèces de vers, qu'un effet proportionné à leur délicateſſe & à leur débilité.

L'eſprit-de-vin a tué les ſtrongles au bout de quatre heures.

L'eau diſtillée de ſariette, ſur laquelle nageoit un peu d'huile eſſentielle de la plante, a fait périr, au bout de trois heures, les ſtrongles, les crinons & les ténia; les œſtres y ont réſiſté plus long-temps.

Règne minéral.

LE vin émétique trouble n'a tué les œſtres qu'au bout de cinq jours, & les ſtrongles qu'au bout de ſix heures.

Le baume de ſoufre térébenthiné n'a fait mourir les œſtres qu'après ſept jours, & les ſtrongles, ténia, &c. qu'après vingt-quatre heures.

Les préparations antimoniales, celles de plomb & de mercure, n'ont produit qu'un effet aſſez lent.

Règne animal.

L'UN des plus puiſſans anthelmintiques de ce genre que l'on ait vantés juſqu'ici, c'eſt la coraline de Corſe; une forte décoction de cette ſubſtance, n'a tué les œſtres qu'au bout de huit jours ; les ſtrongles n'y ont réſiſté que cinq heures.

Le caſtoreum a eu un effet à peu-près ſemblable.

Dans l'alcali volatil fluor, les œſtres ſe ſont ſoutenus pendant vingt-huit heures.

Enfin parmi les ſubſtances de ce genre, aucune ne nous a paru avoir des effets auſſi prompts & auſſi ſûrs que l'huile empyreumatique ; les œſtres n'y ont pu vivre que trois heures : les crinons y ont péri auſſitôt après l'immerſion ; les ſtrongles, les aſcarides & les ténia n'ont pu ſoutenir ſes effets pendant plus de trois, quatre à cinq ou ſix minutes au plus ; le ténia vigoureux, dont nous avons parlé, n'y a pas vécu davantage.

Une partie des vers ſoumis à l'effet des ſubſtances précédentes, ſans en être incommodés, ont péri auſſitôt après leur immerſion dans l'huile empyreumatique.

Nous obſerverons que la grande quantité d'expériences que nous avons faites pour nous aſſurer de l'efficacité de cet anthelmintique, nous ayant forcé d'en préparer pluſieurs fois, nous avons remarqué que celle qui étoit préparée nouvellement, agiſſoit avec moins d'activité que celle qui étoit employée pluſieurs mois après.

Ces expériences prouvent, d'une manière inconteſtable, la vertu anthelmintique de l'huile empyreumatique, mais il falloit en éprouver les effets ſur les animaux vivans.

EXPÉRIENCES SUR LES VERS DANS LES ANIMAUX VIVANS.

Troiſième Expérience.

Le 8 avril 1781, un cheval deſtiné à être ſacrifié, âgé de huit ans, taille de quatre pieds dix pouces, étoit maigre & très-foible, quoiqu'il bût & mangeât bien.

Le matin à jeun, n'ayant point eu à ſouper la veille, on lui donne deux onces d'huile empyreumatique; ce remède ne le fatigue point, les pulſations de la temporale, au nombre de cinquante-trois, ſont augmentées ſeulement de deux par minute.

La doſe de ce remède eſt réitérée le lendemain avec précaution; on obſerve même augmentation dans les pulſations; le ſurlendemain on réitère encore la doſe, le cheval paroît moins foible & plus gai.

On le tue le lendemain au ſoir : on n'a trouvé aucun ver dans l'eſtomac, mais on a vu clairement les traces des œſtres par la quantité de petits ulcères ſur les tuniques aponévrotiques & veloutées; cinq aſcarides ont été trouvés dans le cœcum, ces inſectes paroiſſoient malades & très-affoiblis; les entrailles, le ſang & les viſcères exhaloient une odeur forte d'huile empyreumatique.

2.° Un autre cheval âgé de ſix ans, taille de quatre pieds ſept pouces, affecté de la morve, maigre & exténué, a été ſoumis à la même expérience, avec cette différence que l'huile animale étoit récente; il a été tué à la même époque: on a trouvé ſept œſtres très-vivans attachés à la face interne de l'estomac, mais le nombre & la grandeur des ulcères observés çà & là hors du petit espace qu'occupoient ces insectes, prouvent qu'ils étoient plus nombreux avant l'administration de ce remède; & nous avons estimé que cet animal devoit en avoir eu une quantité prodigieuse: on a trouvé de plus quelques crinons & quelques ascarides.

3.° Un cheval de onze ans, taille de cinq pieds un pouce, très-maigre, galeux & boiteux tout bas d'une nerf-ferrure très-considérable, a été mis à l'usage de l'huile empyreumatique à la dose de trois onces, régulièrement tous les matins pendant cinq jours; il a été tué cinq jours après la dernière prise du remède.

Nuls vers n'ont été trouvés dans ses entrailles, mais les tuniques intérieures de l'estomac étoient couvertes d'ulcères formés par les œstres; ces ulcères étoient de différentes grandeurs; l'un avoit deux pouces & demi de longueur, sur un pouce & quelques lignes de largeur; l'intérieur en étoit beau, les bords minces & blanchâtres: on jugeoit aisément qu'ils tendoient à se cicatriser, & plusieurs, notamment les plus petits, étoient sur le point de l'être complétement.

4.° Un cheval, propre au carrosse, échappé de Hollandois, de la grande taille, âgé de sept ans, avoit un engorgement farcineux très-considérable dans l'une des extrémités postérieures.

Il a fait usage de ce remède à même dose pendant l'espace de quatre jours; il a été tué six jours après, & l'on a trouvé un seul œstre foiblement attaché à la tunique veloutée dans le lieu répondant à la petite courbure, c'est-à-dire, à la partie la plus élevée du ventricule, & par conséquent dans le lieu où il ne pouvoit être touché par le remède; cet insecte avoit, au surplus, l'anus très-noir; il paroissoit foible & très-malade, la grande courbure du ventricule du cheval étoit comme criblée par les ulcères que les œstres avoient formés.

5.° Un autre cheval de la même espèce,

eſpèce, de la même taille & du même âge, mais affecté d'un crapaud, a fait uſage du même remède pendant ſept jours; il a été tué ſept jours après la dernière doſe; il n'avoit point de vers, mais dans l'eſtomac quantité d'ulcères formés par les œſtres : ces ulcères tendoient à ſe cicatriſer.

D'après toutes ces expériences, qui prouvent d'une manière inconteſtable l'efficacité de cette huile pour détruire les vers, nous l'avons donnée dans tous les cas où ſon emploi nous paroiſſoit indiqué.

Quatrième Expérience.

UNE jument morveuſe, âgée de ſix ans, échappée Anglois, ayant des œſtres attachés au bord de l'anus, a pris tous les matins, pendant ſix jours, deux onces de cette huile : elle a rendu une quantité prodigieuſe d'œſtres les trois derniers jours du traitement, & depuis elle a ceſſé d'en rendre.

Cinquième Expérience.

Un cheval âgé de dix ans, de la grande taille, extrêmement maigre, ayant toujours été tel, quoique grand mangeur, a été traité de même que le précédent; il a rendu beaucoup d'œſtres morts : ſon appétit s'eſt ſoutenu, mais il a repris de l'embonpoint.

Sixième Expérience.

Un autre cheval, âgé de ſept ans, taille de quatre pieds neuf pouces, propre à la ſelle, échappé Normand, eſt ſujet aux aſcarides : on les voit dans la fiente : on lui donne, pendant quatre jours, l'huile empyreumatique, à la doſe d'une once & demie; dès le lendemain il rend une quantité conſidérable de ces vers, & il continue d'en rendre ainſi pendant ſept jours, au bout duquel temps l'animal paroît mieux portant & ſe rétablit promptement.

Septième Expérience.

UNE chienne braque, de la petite eſpèce, âgée de neuf ans, affectée d'une gale rébelle, ayant de plus rendu de temps à autre des portions de ténia, a été miſe à l'uſage de l'huile empyreumatique; on la lui a donnée à la doſe d'un demi-gros; elle a eu peu de temps après quelques convulſions: trois heures après la priſe du remède, on lui a adminiſtré un lavement d'eau miellée: cinq minutes après, elle a rendu dix ténia de diverſes grandeurs, tous vivans & pleins de vivacité.

Le ſurlendemain, même doſe lui a été adminiſtrée: les convulſions ont été un peu moins fortes, & l'effet du lavement a été ſuivi de la ſortie d'un ténia de deux pieds & quelques pouces, & d'une quantité aſſez conſidérable de débris d'autres ténia, dont une partie étoit diſſoute & l'autre partie pourrie.

Huitième Expérience.

UN mouton affecté de la pourriture,

a eu pendant huit jours, tous les matins, un demi-gros d'huile empyreumatique, les premières doses de ce remède l'ont fatigué, il s'y est habitué ensuite.

Cet animal a peu survécu à l'usage de ce remède, & sa mort paroît dûe à sa foiblesse primitive, à la maigreur & à la débilité que causoit la maladie dont il souffroit depuis long-temps.

Le foie étoit dans le plus mauvais état & squirreux; les vaisseaux biliaires très-raccornis, ce qui prouvoit qu'il avoit été très-maltraité par les douves qui devoient y être en très-grand nombre, ainsi qu'il arrive dans ces sortes de cas; on en a cependant trouvé neuf en partie dissoutes : cinq vivantes, dont quatre très-foibles qui donnoient à peine signe de vie.

Neuvième Expérience.

Un autre mouton, dans le cas du précédent, a reçu le même remède; mais comme l'animal se rétablissoit & se fortifioit à vue d'œil, on l'a conservé, & il vit encore jouissant de la meilleure ſanté, ce qu'il n'avoit pas ſait avant le traitement.

Dixième Expérience.

Le ſieur Vacher, Artiſte vétérinaire à Montelimart, a mandé, par une lettre du 9 Juillet 1782, qu'il avoit été appelé pour traiter un cheval dans lequel l'exiſtence des vers s'annonçoit par les ſymptômes ſuivans.

Quoiqu'il mangeât autant & même plus qu'à l'ordinaire, il maigriſſoit ſenſiblement; ſes forces s'épuiſoient; lorſqu'il ne mangeoit pas, il ſe mordoit les côtes, les flancs: il frappoit le ſol avec ſes pieds, ſe couchoit & ſe relevoit ſans ceſſe: l'épine dorſale étoit arquée; il grinçoit les dents, &c.

L'adminiſtration de l'huile empyreumatique continuée pendant huit jours a fait rendre à ce cheval un grand nombre de vers en partie diſſous; les coliques ont ceſſé, les fonctions ſe ſont rétablies, la gaieté a reparu, & dans moins de 40 jours le cheval a repris ſon embonpoint ordinaire.

Onzième Expérience.

Le ſieur Mongin, Artiſte vétérinaire à Waſſy, a mandé le 27 Septembre 1782, qu'il venoit de triompher par l'adminiſtration de l'huile empyreumatique, d'une maladie vermineuſe qui règnoit épizootiquement ſur les chevaux & les bœufs du territoire de Waſſy; que cette maladie, contre laquelle avoient échoué les anthelmintiques les plus vantés, s'annonçoit dans les bœufs par la ceſſation de la rumination, par l'émiſſion d'un grand nombre de vers par l'anus & par les naſeaux, par des coliques, des vertiges & le maraſme, & dans les chevaux, par des tranchées ſi violentes, qu'elles les faiſoient périr très-ſouvent.

Les vers qu'on trouvoit par paquets à l'ouverture des cadavres, dans l'eſtomac, les inteſtins, dans la courbure du cœcum & du colon, étoient de l'eſpèce des ſtrongles & des crinons.

Douzième Expérience.

Le ſieur Marangé, Artiſte vétérinaire à Joinville, a mandé le 8 Octobre de la même année, qu'appelé au château de Rouvroy, pour y voir une jument tourmentée de tranchées violentes, il avoit employé ſans ſuccès tous les moyens que la circonſtance ſembloit indiquer ; qu'il s'étoit enfin déterminé à adminiſtrer l'huile empyreumatique, d'abord à la doſe de deux onces & demie dans une infuſion d'abſynthe, & trois heures après à la même doſe ; la première ayant beaucoup ſoulagé le malade (1), tous les accidens ceſsèrent : il rendit, deux jours après, un paquet d'œſtres renfermés dans une capſule membraneuſe, de la groſſeur & de la forme d'un œuf de poule. Il n'a donné

(1) Quel qu'ait été l'effet de l'huile empyreumatique adminiſtrée à cette doſe, elle eſt cependant beaucoup trop forte ; il y auroit certainement du danger pour le plus grand nombre de chevaux, à la donner dans cette proportion.

depuis, aucun ſymptôme de ces tranchées, auxquelles il étoit très-ſujet.

Treizième Expérience.

LE ſieur Lombard, Artiſte vétérinaire à Brienne, traitoit depuis environ 18 mois une jument affectée d'un engourdiſſement comateux ; ſa marche étoit tellement incertaine qu'elle paroiſſoit toujours prête à s'abattre. Les ſaignées, les délayans, les purgatifs, les irritans, ne produiſoient qu'un effet momentané ; la maladie ſe remontroit toujours avec une nouvelle force. Le ſieur Lombard ſoupçonna enfin les vers d'être la cauſe de cette maladie ; il adminiſtra l'huile empyreumatique à la doſe d'une once, & donna par-deſſus une ou deux cornées d'infuſion de ſerpolet ; la ceſſation des ſymptômes ſuivit immédiatement cette adminiſtration ; ils n'ont pas reparu depuis.

Quatorzième Expérience.

HUIT chevaux de labour qui prenoient leur nourriture ordinaire dans des pâturages que couvrent ſouvent les eaux de la Seine auprès de Montereau-faut-Yonne, étoient dans un état d'émaciation qui ne permettoit pas de douter de l'exiſtence de vers dans les premières voies. L'un de ces chevaux étoit mort, & l'on avoit trouvé dans ſon eſtomac, outre un grand nombre d'œſtres attachés à la membrane interne, des épingles, des hameçons, des clous de bateau, & d'autres corps étrangers, effet de la voracité que ſuſcitent toujours ces ſortes de vers.

Le ſieur Jeannin, Artiſte vétérinaire à Montereau, appelé pour traiter ces chevaux, les guérit parfaitement par l'adminiſtration de l'huile empyreumatique dans une infuſion de ſarriette & de ſommités de tanaiſie.

Quinzième Expérience.

Quarante-deux bêtes à cornes du territoire de Querouent-Montoir, étoient affectées du *clou;* le derme recouvroit des tumeurs pleines de vers.

A l'ouverture de ſept animaux morts de cette maladie, on avoit trouvé l'eſtomac deſſéché, ſemé d'ulcères d'où découloit une humeur très-fétide; le lobe gauche du foie deſſéché, adhérent aux côtes; le canal inteſtinal corrodé dans pluſieurs endroits, les reins & les autres viſcères uropoïétiques gravement léſés.

Tous ceux de ces animaux qui ont été ſoumis à l'adminiſtration de l'huile empyreumatique, ont été radicalement guéris. Tous les autres ont péri. Cette obſervation eſt dûe au ſieur Denis, Artiſte vétérinaire à Querhoent, qui a dirigé le traitement.

Seizième Expérience.

TROIS chevaux appartenans à M. de Varinchamp, Colonel au ſervice d'Eſpagne, éprouvoient des dégoûts inſtantanés, des épreintes violentes & preſque continuelles, des mouvemens toniques de la queue, ſymptômes aſſez ordinaires de l'exiſtence des vers. Le

S.r Doublet, Artiſte vétérinaire & maître maréchal à Paris, conſulté ſur l'état de ces chevaux, preſcrivit l'huile empyreumatique dans une infuſion de ſariette. Les accidens ceſsèrent dès le premier jour de l'adminiſtration de ce remède; la première doſe fit rendre 400 aſcarides; la deuxième plus de 100, & la troiſième une quantité innombrable. Le même Artiſte a guéri, par le même moyen, un cheval de M. de Berny, qui maigriſſoit à vue d'œil, dont le poil étoit terne & hériſſé, & qui rendoit des vers par le fondement.

Dix-ſeptième Expérience.

Un cheval du régiment de Berchény, dépériſſoit ſenſiblement, ſans aucune cauſe apparente; & quoiqu'il bût & mangeât bien, tout d'un coup il eſt affecté d'un tétanos ſi violent, qu'il étoit impoſſible de le faire changer de place. Les ſymptômes qui avoient précédé cet accident ayant fait ſoupçonner au ſieur Moullade qu'il étoit dû à la préſence des vers dans les premières voies, il ſe détermina à adminiſtrer l'huile empyreumatique à la doſe d'une once dans une infuſion de méliſſe. Les ſymptômes s'évanouirent avec une telle promptitude, qu'en moins de huit jours, le cheval étoit parfaitement guéri ; il a acquis même bientôt après un embonpoint qu'on ne lui avoit jamais connu.

Dix-huitième Expérience.

M. Abildgaard, Docteur en Médecine & Directeur général de l'École vétérinaire de Copenhague, a mandé, dans une lettre du 20 Mai 1783, qu'il avoit employé avec le plus grand ſuccès l'huile empyreumatique contre les vers des chevaux & des chiens. Il croit même que la vertu anti-ſpaſmodique de l'huile de Dippel, n'eſt dûe qu'à la propriété qu'il lui attribue, de tuer les vers de toute eſpèce.

Dix-neuvième Expérience.

Un bœuf appartenant au nommé

Thibaudet, Laboureur au hameau de Malai en Charollois, avoit à la partie inférieure de l'abdomen, un dépôt assez volumineux, & étoit travaillé de coliques très-violentes. Le sieur Boussin, Artiste vétérinaire à Joncy, appelé pour le traiter, songea d'abord à calmer les coliques. Tous les moyens qu'il employa ayant été infructueux, il prit le parti d'ouvrir la tumeur après l'avoir ramollie avec l'onguent *populeum* uni au *basilicum*; l'humeur suppurée dont cette tumeur étoit remplie, contenoit un nombre prodigieux de vers très-déliés, de forme cylindrique. Après s'être assuré qu'il n'y avoit point de communication avec l'abdomen, le sieur Boussin s'attacha à cicatriser l'ulcère résultant de cette incision. Cependant les coliques ne diminuoient point; l'artiste soupçonnant les vers de les produire, administra l'huile empyreumatique, dès la première dose elles furent beaucoup moins violentes: elles n'existoient plus après la troisième. Il survint quelques-jours après une seconde tumeur qui s'abcéda d'elle-même; elle contenoit encore des vers, mais tous morts & desorganisés. Le bœuf a toujours joui depuis de la meilleure santé.

Vingtième Expérience.

Il régna, à la Charité-sur-Loire, dans le courant de Mai 1782, une maladie vermineuse épizootique qui avoit fait périr un grand nombre de bêtes à laine, lorsque les sieurs Habert & Massy furent appelés pour la combattre. L'admistration de l'huile empyreumatique arrêta tout d'un coup la mortalité des animaux. Ceux qui furent soumis au traitement recouvrèrent en peu de temps, la force, l'embonpoint & l'appétit qu'ils avoient perdus.

Vingt-unième Expérience.

Une jument appartenante au Curé de Rossignol près Mareuil en Périgord, dépérissoit quoiqu'elle bût & mangeât à l'ordinaire. Ses forces diminuoient dans la même proportion que ſon embonpoint. Le ſieur la Pouge, Artiſte vétérinaire à Mareuil, conſulté ſur ſon état, ſoupçonna les vers de le produire. Il employa pour les détruire l'huile empyreumatique, qu'il continua tant qu'elle fit rendre des vers à cette jument avec ſes excrémens. Ils y étoient en très-grand nombre, & étoient du genre des aſcarides. Leur émiſſion rétablit l'embonpoint, & la jument eſt devenue plus belle qu'elle ne l'avoit jamais été.

Vingt-deuxième Expérience.

Le ſieur le Fevre, Fermier à Billemont près la Ferté-Milon, avoit deux chevaux de labour âgés de ſept à huit ans, qui étoient affectés du vertige. Les yeux étoient hagards, ſaillans, hors de l'orbite, pivotans ſur leur arc; la pupille étoit très-dilatée & ſans aucun mouvement ſenſible; la cécité étoit abſolue, les forces étoient abattues, l'appétit perdu, les deux chevaux ne pouvoient ſe lever qu'à l'aide d'une puiſſance étrangère. Lorſqu'ils étoient debout, ils trembloient, s'agitoient, ſe débattoient, chanceloient & éprouvoient des accès de fureur, dans l'un deſquels mourut le plus vigoureux de ces chevaux, quatre heures après avoir été ſaigné. La quantité conſidérable de vers (œſtres) trouvés dans l'eſtomac de ce cheval, & de ſtrongles, de crinons & d'aſcarides dont les inteſtins étoient remplis, détermina à adminiſtrer ſur le champ l'huile empyreumatique au ſecond cheval qui paroiſſoit menacé du même ſort que le premier. Après quatre jours de l'adminiſtration de ce vermifuge, tous les ſymptômes de vertige ſe diſſipèrent; la vue, qui paroiſſoit abſolument perdue ſe rétablit, & l'animal fut guéri ſans retour.

Le même Fermier avoit beaucoup d'autres chevaux qui dépériſſoient, quoiqu'ils mangeaſſent autant & plus qu'à l'ordinaire; quelques-uns même avoient des tranchées violentes qui les tourmentoient fréquemment, ce qui donnoit des inquiétudes d'autant mieux fondées,

fondées, que les deux chevaux qui avoient été attaqués du vertige avoient d'abord éprouvé les mêmes ſymptômes. Tous ces chevaux ayant été mis à l'uſage de l'huile empyreumatique, ont repris leur embonpoint & n'ont plus donné aucun ſigne de colique.

Vingt-troiſième Expérience.

UN cheval étoit depuis quatre jours attaqué de vertiges : un friſſon général précédoit chaque accès, pendant lequel l'animal ſe dreſſoit ſur ſes pieds de derrière, tiroit ſur ſa longe, la caſſoit, tomboit à la renverſe, ſe relevoit preſque auſſitôt ; frémiſſoit, ſouffloit & éprouvoit des battemens de cœur très-violens. Les accès ſe renouveloient quatre à cinq fois le jour, & deux ou trois fois la nuit. Le ſieur Coquet, Artiſte vétérinaire à Neufchâtel en Normandie, conſulté ſur cette maladie, adminiſtra l'huile empyreumatique à la doſe d'une demi-once dans une décoction d'abſynthe. Dès le ſecond jour de cette administration, on s'aperçut d'un relâchement dans les symptômes. L'animal n'éprouvoit plus qu'un frisson léger, ce qui détermina l'Artiste à porter la dose d'huile empyreumatique à une once. Le particulier à qui ce cheval appartenoit, ayant négligé le quatrième jour de lui faire prendre ce médicament, il éprouva, le cinquième, sept à huit accès des plus violens, & deux ou trois pendant la nuit. On s'empressa de continuer le traitement pendant quelques jours encore; il termina si heureusement la maladie, que l'animal ne s'est aucunement ressenti, par la suite, de ces accès de vertige. Après le troisième jour de l'administration du remède, on avoit aperçu dans la fiente une quantité très-grande de petits vers d'une extrême ténuité, & quelques autres un peu plus gros, mais pointus par les deux bouts.

Vingt-quatrième Expérience.

Il régna en Sologne, dans le courant de 1783, une maladie épizootique, qui fit périr un grand nombre de bêtes à laine ; quelques évacuations ſanguines la faiſoient regarder par les gens du pays, comme la maladie rouge ou le ſang.

Le ſieur Doucet, Artiſte vétérinaire, envoyé pour la combattre, s'aſſura bientôt par l'ouverture des cadavres, que cette maladie étoit eſſentiellement vermineuſe.

Il diſtingua deux ſortes de maladies bien diſtinctes : l'une s'annonçoit par le dégoût, la triſteſſe, l'ébrouement, le rapprochement des quatre extrémités, & un flux d'humeur purulente & ſanguine par les naſeaux. Les moutons qui éprouvoient ces ſymptômes, avoient les ſinus frontaux & maxillaires remplis d'œſtres qui y étoient fortement attachés. L'autre ſe manifeſtoit par une fièvre violente & des déjections ſanguines par l'anus, leſquelles étoient dûes à un nombre infini de ténias de 15 à 18 pouces de longueur, qui rempliſſoient en quelque ſorte les inteſtins grêles.

Des injections dans les naſeaux, &

l'adminiſtration en breuvage d'une infuſion légère de quinquina, animée de 60 à 80 gouttes d'huile empyreumatique dans le premier cas, & dans le ſecond, où l'inflammation étoit à craindre, l'huile empyreumatique à la doſe de 40 gouttes, étendue dans un verre de décoction d'oſeille, ou dans l'eau vinaigrée, lorſque cette plante manquoit, terminèrent heureuſement cette maladie.

Vingt-cinquième Expérience.

UN aſſez grand nombre de bœufs & de vaches appartenans à un particulier de Querhoent-montoir, avoient la manie ſingulière de dévorer le bois ſec qui ſe trouvoit à leur rencontre ; ils le cherchoient même avec une ſorte d'avidité : ils le préféroient à la nourriture la plus ſaine & la plus appétiſſante. L'ouverture de quelques-uns de ces animaux morts de cette maladie, ayant fait connoître au ſieur Denis, Artiſte vétérinaire du canton, qu'elle étoit eſſentiellement vermineuſe, il employa l'huile empyreumatique, qui ſit rendre à tous les animaux traités un nombre infini de crinons, dont l'expulſion fit ceſſer les ſymptômes que nous venons de decrire, & rétablit parfaitement tous les bœufs qui ſembloient déſeſpérés.

Vingt-ſixième Expérience.

Un troupeau de moutons du même canton étoit attaqué de la pourriture : on trouvoit, à l'ouverture des cadavres, une quantité prodigieuſe de douves dans le foie. Quarante-cinq moutons étoient grièvement attaqués ; ils ſembloient menacés d'une mort prochaine ; l'adminiſtration de l'huile empyreumatique à la doſe de 50 à 60 gouttes pendant ſix jours, les ſauva du ſort qu'avoient déjà eu cent trente-un moutons, avant que l'Artiſte fût appelé. Deux ſeulement plus dangereuſement affectés, périrent dans le traitement : on ne trouva dans leur foie, à l'ouverture, aucune des douves dont étoient remplis les canaux biliferes de ceux morts avant le traitement : on n'aperçut que de petits ulcères qui annonçoient qu'elles avoient exiſté en grand nombre avant l'adminiſtration de l'huile empyreumatique.

Vingt-ſeptième Expérience.

Dans le printemps de 1782, un grand nombre de troupeaux de bêtes à laine du même canton, furent attaqués de la pourriture. Des fluxions périodiques qui reparoiſſoient après un intervalle de cinq à ſix jours, la cécité abſolue qui en étoit aſſez ordinairement la ſuite, l'apparition d'une tumeur molle & indolente ſous la ganache, la pâleur & le relâchement des gencives, des lèvres, de la conjonctive, tels étoient les principaux ſymptômes de cette maladie. Quinze cents deux moutons en avoient été les victimes, lorſque le ſieur Denis fut appelé pour la traiter; il en guérit deux mille ſoixante-quatre par l'adminiſtration de l'huile empyreumatique continuée pendant ſix jours, à la doſe d'un demi-gros dans un verre d'infuſion de ſarriette.

Vingt-huitième Expérience.

La même maladie régna, à la même époque, ſur les troupeaux à laine du Berry. Le ſieur Bigot, qui fut appelé pour la traiter, frappé de la quantité de vers de toute eſpèce qu'il trouvoit, à l'ouverture des cadavres, dans le foie, dans les canaux biliférés, dans les eſtomacs & les inteſtins, dans les ſinus frontaux, les bronches, &c. jugea cette maladie eſſentiellement vermineuſe ; il ſe détermina en conſéquence à adminiſtrer l'huile empyreumatique en breuvage, en lavement & en injection dans les ſinus frontaux, & elle produiſit des effets qui lui parurent miraculeux ; un grand nombre de moutons qu'on avoit abandonnés dans les champs, ne croyant pas qu'il fût poſſible de les ſauver, le furent comme par enchantement par l'adminiſtration de cet anthelmintique. Il faut remarquer qu'avant de l'employer, le ſieur Bigot avoit épuiſé, ſans ſuccès, tous les autres vermifuges, comme la tanaiſie, la fougère, les huiles graſſes, la coraline de Corſe, &c.

Vingt-neuvième Expérience.

Un troupeau de moutons appartenant au ſieur Boudinot, fermier à Villemeneux, étoit attaqué d'une maladie qui en faiſoit périr un grand nombre. Elle s'annonçoit par le dégoût, la triſteſſe, l'inſtabilité des membres, des ébrouemens fréquens, l'écoulement par les naſeaux, d'une humeur épaiſſe & viſqueuſe.

On trouvoit, à l'ouverture des cadavres les méninges enflammées, le cerveau gorgé, beaucoup de vers dans les ſinus frontaux, la membrane pituitaire enflammée & corrodée.

Une infuſion de plantes aromatiques, avec addition d'un demi-gros d'huile empyreumatique en breuvage & en injection dans les naſeaux, termina heureuſement cette maladie.

Trentième Expérience.

LE troupeau de moutons des Religieuses du couvent de la Pitié de Joinville, étoit affecté d'une maladie vermineuse, dont le principal symptôme étoit le flux par les naseaux, d'une humeur épaisse, quelquefois teinte de sang. A l'ouverture de ceux qui périssoient, on trouvoit dans les sinus frontaux & les fosses nasales des vers très-gros & très-multipliés ; la membrane pituitaire épaisse, enflammée, corrodée ; les poumons criblés de crinons. L'huile empyreumatique étendue dans une infusion de sarriette, donnée en breuvage & injectée dans les fosses nasales, triompha en peu de jours de cette maladie, dont le traitement avoit été confié au sieur Marangé.

Trente-unième Expérience,

DANS le courant de Juillet 1783, il régna à Egreville, une maladie qui fit périr un grand nombre de bêtes à laine. Elle s'annonçoit par le battement du flanc, une toux sèche & convulsive ; le flux par les naseaux, d'une humeur épaisse & sanguinolente, les plaintes continuelles. A l'ouverture des cadavres, on trouvoit dans les sinus frontaux & ethmoïdaux un grand nombre d'œstres très gros, la membrane pituitaire enflammée & suppurée dans plusieurs endroits de son étendue, l'ethmoïde carié, la substance des poumons enflammée, & les vaisseaux aériens remplis de pelotons de crinons. L'huile empyreumatique étendue dans une infusion de plantes amères, donnée en breuvage, injectée par les naseaux ou par des ouvertures pratiquées avec le trépan dans le sinus, fit cesser en peu de temps les désordres que causoit cette maladie. Ces succès inattendus furent dûs aux soins des sieurs Languenard & Barré le jeune, envoyés de l'École pour combattre ce fléau.

Trente-deuxième Expérience.

Le sieur Baldran, Artiste vétérinaire à Clermont en Auvergne, fut appelé, en Mai 1783, pour voir une jument tourmentée de tranchées qui faisoient craindre pour sa vie. Elle s'agitoit violemment, les flancs étoient tendus & météorisés. Par l'introduction de sa main dans le rectum, le sieur Baldran reconnut un grand nombre d'œstres qui y étoient attachés ; il ne douta point qu'il n'y en eût bien plus encore dans l'estomac ; il s'empressa d'administrer l'huile empyreumatique étendue dans une infusion aromatique; dès le second jour, les accidens se calmèrent: six jours après, la jument étoit parfaitement rétablie.

Trente-troisième Expérience.

LE sieur Petit, Maréchal expert des Cuirassiers du Roi, guérit, en Avril 1783, par l'administration de l'huile empyreumatique, une dyssenterie opiniâtre dont étoient attaqués trois poulains. L'émission de vers de toutes espèces, que cette huile procura, prouva à l'Artiste qu'il ne s'étoit pas trompé dans l'opinion qu'il avoit eue que cette maladie étoit dûe à la préſence des vers dans les premières voies.

Trente-quatrième Expérience.

Le ſieur Humberg, Maréchal expert du régiment d'Artois, guérit dans le même temps, par l'adminiſtration de cet anthelmintique, un cheval attaqué d'épilepſie dont les accès ſe répétoient ſouvent, & qui avoit réſiſté aux traitemens qui paroiſſoient les mieux indiqués.

Trente-cinquième Expérience.

Un cheval de 4 ans étoit attaqué du vertige ; on lui donna l'huile empyreumatique à la doſe d'une demi-once dans un demi-ſetier d'infuſion de fleurs de pavot & de coquelicot : on promena l'animal, on lui donna des lavemens tempérans, on continua ce traitement pendant quelques jours il eut un ſuccès d'autant moins attendu, que cette maladie eſt le plus ſouvent mortelle.

Trente-ſixième Expérience.

Un très-beau poulain rendoit des vers (lombricaux) en très-grand nombre; il dépériſſoit, ſes jambes s'enfloient, ſes yeux étoient chaſſieux, ſon poil hériſſé, pluſieurs parties du corps étoient couvertes de gale. L'huile empyreumatique adminiſtrée pendant huit jours, a fait rendre un nombre prodigieux de vers. Cette émiſſion a été ſuivie d'une guériſon parfaite.

Trente-ſeptième Expérience.

Le ſieur Lombard, Artiſte vétérinaire à Brienne, à qui eſt dûe la trente-ſixième expérience, en fit une non moins ſatisfaiſante ſur un chien de la plus petite eſpèce, appartenant à Madame la comteſſe de Brienne; il éternuoit, ne voyoit pas, aboyoit & couroit de toutes ſes forces. L'huile empyreumatique adminiſtrée à la doſe de 20 gouttes pendant huit jours, fit ceſſer les convulſions, qui ne reparurent plus par la ſuite.

Trente-huitième Expérience.

UN autre chien de la même race, appartenant à un Bénédictin de Saint-Gaubin, rendoit très-souvent des ténias très-longs. Le sieur Mennesson, Artiste vétérinaire, attaché à la manufacture des glaces, lui administra l'huile empyreumatique, qui fit rendre de gros paquets de vers de la même espèce, dont l'expulsion fut suivie du rétablissement de ce petit chien.

Trente-neuvième Expérience.

UN ulcère malin qui occupe l'ongle des moutons dans le lieu de sa bifurcation, & connu sous le nom de *piétain*, avoit fait périr un grand nombre d'animaux aux environs d'Aurillac en Auvergne, lorsque le sieur Courbebaisse fut appelé pour le traiter. Tous les symptômes annonçoient un caractère frappant de malignité ; le corps se couvroit de boutons, à l'abattement succédoit l'inquiétude, & aſſez ſouvent la fureur ; la fièvre étoit très-violente. L'ulcère de la couronne & les tumeurs qui couvroient la ſurface du corps, étoient occaſionnés & entretenus par des œſtres, du moins en contenoient-ils un grand nombre ; après avoir tenu le pied ou les pieds affectés dans un ſeau d'eau tiède, le ſieur Courbebaiſſe appliqua ſur le mal un plumaceau imbibé d'huile empyreumatique ; deux ou trois panſemens ſuffiſoient pour tuer les vers & faire ceſſer tous les accidens. L'ulcère qui avoit perdu toute ſa malignité, ſe cicatriſoit facilement par de ſimples lotions avec l'eau ſaturée de ſel commun.

Quarantième Expérience.

UNE vache éprouvoit depuis trois ans des accès d'épilepſie qui ſe renouveloient tous les deux jours, ſe répétoient trois fois le jour, & duroient environ 10 minutes. L'accès s'annonçoit par l'agitation du flanc, des mouvemens ſpaſmodiques des muſcles latéraux de l'encolure, le ſoulèvement des jugulaires, le ſerrement des mâchoires, l'inflammation & l'égarement des yeux, les mouvemens continuels de la tête, la chute de l'animal, l'extenſion convulſive des membres, laquelle dure environ deux minutes ; & l'écume qui ſortoit par la bouche. Conſulté ſur cette maladie, nous crûmes devoir l'attribuer aux vers que nous ſoupçonnames dans les premières voies. Nous preſcrivimes en conſéquence l'alkali-volatil dans l'infuſion de genièvre avec addition de 4 gros d'huile empyreumatique. Ce traitement continué pendant environ trois ſemaines, a guéri cette maladie ſi radicalement, qu'il n'en a pas paru depuis, le plus léger ſymptôme.

Quarante-unième Expérience.

Le ſieur Bernard Hurard, Artiſte vétérinaire à Bourges, nous ayant conſulté ſur une maladie vermineuſe qui affectoit les troupeaux de bêtes à laine des

des environs de cette ville, & en faiſoit périr un grand nombre, nous lui conſeillames de mettre en uſage l'huile empyreumatique en breuvage dans une infuſion aromatique, en injection dans les naſeaux & en fumigation dans les bergeries. Ce traitement, ſuivi pendant quelques jours, eut tout le ſuccès deſiré; les accidens ceſsèrent, & preſque tous les animaux traités échappèrent au ſort qu'avoient éprouvé ceux qui avoient été attaqués avant que nous euſſions donné notre avis.

Quarante-deuxième Expérience.

UN cheval de 4 ans, de la grande taille, éprouvoit tout d'un coup, ſans avoir auparavant donné aucun ſigne de maladie, des convulſions ſi violentes, que le propriétaire ne doutoit point qu'il ne fût prêt à périr. L'Artiſte appelé à ſon ſecours ayant appris que ce cheval étoit très-gros mangeur, & qu'il n'en étoit pas plus gras, ſoupçonna les vers d'être la cauſe des accidens dont il étoit témoin. Il s'empreſſa en conſéquence, d'adminiſtrer l'huile empyreumatique d'abord à petite doſe, pour ne pas augmenter l'irritation, & enſuite à plus forte doſe lorſqu'il s'aperçut qu'elle produiſoit de bons effets. Ils furent tels, qu'en moins de 6 heures, l'animal parut très-bien guéri; il rendit, le lendemain & les jours ſuivans, un grand nombre d'œſtres & de ſtrongles avec ſes excrémens. Ces vers étoient morts, & quelques-uns en partie décompoſés.

Quarante-troiſième Expérience.

QUATRE bœufs ſervant à l'exploitation d'une ferme des environs de Luce en Franche-comté, éprouvoient de temps en temps, depuis 6 ou 7 mois, des tranchées violentes dont on ignoroit la cauſe & le remède. Le ſieur Guilgoz, Artiſte vétérinaire, à qui le propriétaire les montra, reconnut des ſignes de la préſence des vers dans les organes de la digeſtion. Le bouvier qui les ſoignoit lui avoua qu'effectivement il avoit aperçu quelquefois des vers longs & ronds dans les excrémens de ces animaux. L'huile empyreumatique donnée d'abord à la dose d'une once dans une infusion de sauge, & ensuite à la dose d'une once & demie dans une infusion de sarriette, non-seulement fit cesser ces tranchées, mais en prévint pour jamais le retour. Pendant tout le temps de cette administration, & quelques jours après, on trouva dans la fiente un grand nombre de vers de plusieurs espèces, mais sur-tout des strongles, tous morts & même altérés dans le conduit alimentaire.

Quarante-quatrième Expérience.

Un cheval du régiment de la Rochefoucault, étoit, depuis 6 mois, dans un marasme qui faisoit craindre une mort prochaine. Les symptômes indiquant l'existence des vers, le sieur Miquel, Maréchal-expert du Régiment, administra l'huile empyreumatique à la dose d'une once & demie pendant huit jours. Immédiatement après l'adminiſtration de ce remède, l'animal commença à ſe rétablir, & en moins de 6 ſemaines, il eut repris ſon embonpoint ordinaire.

Quarante-cinquième Expérience.

Un cheval appartenant à M. de Berny, maigriſſoit à vue d'œil, avoit le poil terne & hériſſé : on apercevoit aſſez ſouvent des œſtres attachés au fondement.

Trois breuvages compoſés de deux onces d'huile empyreumatique dans une infuſion de ſarriette, lui firent rendre un grand nombre de vers, & ſuffirent pour le rétablir parfaitement. Cette obſervation eſt dûe au ſieur Doublet, ainſi que la ſuivante.

Quarante-ſixième Expérience.

Un cheval appartenant à M. Colin de Cancey, maigriſſoit, étoit dégoûté, avoit le poil terne, & rendoit de temps en temps des vers avec ſes excrémens.

Le ſieur Doublet lui donna l'huile empyreumatique, qui lui fit rendre une quantité prodigieuſe de lombricaux.

Quarante-ſeptième Expérience.

DEUX chevaux de charrette, appartenans à un particulier d'Angoulême, furent attaqués d'un vertige furieux dans l'eſpace de trois jours. Le ſieur Barjolin, Artiſte vétérinaire appelé au ſecours du premier, employa tous les moyens qui lui parurent les plus propres à calmer ces accidens. Il fit pluſieurs ſaignées abondantes, des fumigations & des fomentations émollientes, il donna des lavemens de la même nature, tous ces moyens furent infructueux & l'animal périt dans un accès de vertige. Le ſieur Barjolin s'empreſſa d'en faire l'ouverture, il trouva dans l'eſtomac & les inteſtins, des milliers de vers de pluſieurs eſpèces, les œſtres étoient ceux qui y étoient en plus grand nombre. Cette ouverture ayant éclairé l'Artiſte ſur la vraie cauſe de ce vertige, il n'eut pas de peine à se déterminer sur le genre de traitement qui convenoit au deuxième cheval attaqué du même mal trois jours après; il lui administra l'huile empyreumatique, qui fit d'abord cesser les accidens, il en continua l'administration pendant six jours, après lequel temps le cheval fut parfaitement guéri.

Quarante-huitième Expérience.

Un bracq de la plus forte espèce, éprouvoit de temps en temps des convulsions violentes dont les accès duroient 10 à 12 minutes; il écumoit, mordoit & avaloit la paille sur laquelle il étoit couché; on s'aperçut qu'il rendoit avec ses excrémens quelquefois des vers plats; on soupçonna ces insectes d'être la cause des accidens qui reparoissoient à des intervalles assez courts. D'ailleurs, ce chien maigrissoit beaucoup, quoiqu'il fut très-affamé, ce qui confirmoit encore cette conjecture. On lui administra l'huile empyreumatique, presque aussitôt après la première dose, l'accès reparut, mais il dura moins qu'à l'ordinaire, & il fut suivi d'une ample évacuation de strongles & de ténias. Une seconde dose en fit rendre encore un plus grand nombre, mais sans convulsions. La troisième, la quatrième & la cinquième ne produisirent aucun effet sensible, mais la sixième qui fut la dernière, fit rendre de gros paquets de vers enlacés les uns dans les autres, tous morts & en partie décomposés. Quatre mois après, l'animal n'avoit encore éprouvé aucun accès, & il avoit repris son embonpoint.

Quarante-neuvième Expérience.

Sur 150 moutons qui formoient le troupeau d'un Fermier de la Brie, 36 étoient morts du vertige, sans qu'on pût soupçonner la cause de cet accident. Les moutons les plus jeunes & les plus forts paroissoient affectés de préférence, & périssoient plus tôt que les autres. C'est aux champs que, pour l'ordinaire, ils étoient attaqués : on les voyoit tenir leur tête baſſe, tournoyer continuellement, ſe heurter contre tous les corps qui ſe trouvoient devant eux, ſe renverſer ſur le dos, étendre leurs membres convulſivement, ſe relever enſuite, reſter triſtes, abattus, ne toucher les alimens que du bout des lèvres dans l'intervalle des accès qui ſe ſuccédoient aſſez irrégulièrement, & dans leſquels les moutons périſſoient au bout de quatre ou cinq jours. La rapidité avec laquelle cette maladie exerçoit ſes ravages, fit craindre au propriétaire qu'elle ne détruiſît ſon troupeau ; il demanda du ſecours.

Le ſieur Leymarie, Artiſte vétérinaire, envoyé pour combattre cette maladie, ne voulut rien entreprendre ſans d'abord s'être aſſuré de la cauſe de la maladie par l'ouverture d'un mouton affecté. Trois l'étoient à ſon arrivée ; il en ſacrifia un : il ne trouva dans l'abdomen & la poitrine, qu'une inflammation aſſez légère, qui paroiſſoit être l'effet & non la cauſe des convulsions. Ce fut dans le cerveau, & sur-tout dans les sinus frontaux & maxillaires, qu'il découvrit la cause du mal : ces cavités étoient remplies d'œstres très-vivans ; ils avoient ulcéré, & en quelque sorte détruit la membrane pituitaire. Le cerveau contenoit une hydatide de la grosseur d'une noix moyenne, remplie d'une eau très-limpide ; cette hydatide n'étoit autre chose qu'un ver globuleux, comme nous nous en sommes assurés depuis.

La cause du mal une fois connue, le sieur Leymarie ne fut plus embarrassé sur les moyens de le combattre. Il fit prendre aux deux moutons actuellement affectés, l'huile empyreumatique en breuvage : il en fit des injections dans les naseaux, pour qu'elle pût pénétrer dans les sinus ; il les ouvrit à l'aide du trépan perforatif. Le moins affecté fut sauvé ; l'autre périt dans le traitement. L'Artiste fit faire des injections d'huile empyreumatique dans les naseaux de tous les moutons, qui rejettèrent une quantité prodigieuse d'œstres,

Il fit faire, dans les étables, des fumigations avec des morceaux de corne, de vieux cuirs, des os, &c. Il n'y eut plus aucun mouton d'affecté : & le berger s'aperçut qu'ils étoient plus gais, & qu'ils mangeoient avec plus d'appétit.

Le succès de l'huile empyreumatique contre les vers des animaux, a fait croire, avec raison, qu'elle produiroit le même effet sur ceux qui attaquent si souvent l'espèce humaine ; on en a fait plusieurs essais, qui ont produit l'effet qu'on en attendoit. Nous croyons devoir rapporter ici une partie des observations qui nous ont été communiquées.

EXPÉRIENCES de l'Huile empyreumatique contre les vers qui attaquent l'espèce humaine.

Première Expérience.

UN enfant de deux ans & demi, fils d'un Musicien du premier régiment des Chasseurs, traînoit depuis 3 ou 4 mois. Il avoit la peau terne & un peu livide ;

la pupille très-dilatée, le ventre tendu, l'appétit très-irrégulier, les urines troubles, les déjections bourbeuſes & infectes; il rendoit des vers de temps à autre, &c. M. Thomaſſin, Chirurgien-major de ce Régiment, à qui l'art de guérir a de grandes obligations, ſoupçonna les vers d'être la ſeule cauſe de l'état de l'enfant pour lequel on le conſultoit. Il lui fit prendre 15 gouttes d'huile empyreumatique étendue dans un demi-verre d'infuſion de ſarriette : il fit réitérer ce remède ſix fois, en laiſſant un jour d'intervalle, l'enfant rendit un grand nombre de lambeaux de vers décompoſés; bientôt après, il reprit des couleurs, un embonpoint naturel, ſon ventre ſe détendit, & il jouit depuis d'une très-bonne ſanté.

Deuxième Expérience.

Le même Chirurgien éprouva peu de jours après, les bons effets de l'huile empyreumatique ſur un homme de 50 ans, Maréchal du Régiment, qui étoit attaqué d'une fièvre tierce ; il rendoit des vers avec ſes déjections, & quelquefois par le vomiſſement. Son teint étoit mauvais, ſa bouche toujours ſale. Il prit l'huile empyreumatique à la doſe de 50 gouttes ; il ne rendit aucun ver, mais ſon teint ſe rétablit, l'appétit & le ſommeil reparurent, & le quinquina adapté à l'état de la fièvre, acheva la guériſon. M. Thomaſſin ſoupçonna, avec raiſon, que les vers qui exiſtoient certainement en grand nombre dans l'eſtomac & les inteſtins de cet homme, avoient été tués & diſſous dans ces organes avant leur évacuation.

Troiſième Expérience.

Un enfant de 6 ans, fils d'un ouvrier de Moulins, avoit éprouvé à l'âge de deux ans des convulſions, à la ſuite deſquelles ſes yeux étoient reſtés tournés ; cet enfant étoit preſque toujours dans un état maladif, & rendant de temps en temps des vers. M. Arnaud, Artiſte vétérinaire & Médecin, lui fit prendre pendant quatre jours de ſuite, matin & ſoir, 6 gouttes d'huile empyreumatique, dans une infuſion de ſarriette. Le cinquième jour, il le purgea. Cette médecine fut ſuivie de l'expulſion de quatre pelotons de vers (ſtrongles) de la groſſeur d'un œuf de pigeon. Depuis cette époque, cet enfant a recouvré une ſanté parfaite; & ce qu'il y a de plus étonnant, c'eſt que ſes yeux ont repris leur état naturel.

Quatrième Expérience.

La ſœur du ſieur Lapouge, Artiſte vétérinaire à Mareuil en Périgord, dépériſſoit tous les jours, quoiqu'elle eût beaucoup d'appétit. Son frère ſoupçonnant les vers d'être la cauſe de ce dépériſſement, lui fit prendre l'huile empyreumatique à la doſe de 25 gouttes, dans une infuſion de ſarriette. Ce remède continué pendant quelques jours, lui fit rendre un grand nombre de vers. Le rétabliſſement du teint, le retour de l'embonpoint & de la ſanté furent l'effet de cette évacuation.

Cinquieme Expérience.

POUR mieux s'assurer des effets de l'huile empyreumatique sur l'économie animale, M. Arnaud, dont nous avons parlé plus haut, crut devoir faire l'expérience sur lui-même. « Je pris, dit-il, » à jeun, dans le courant d'octobre 1783, » 30 gouttes de cette huile dans un » verre d'eau sucrée, n'ayant point de » sarriette. N'éprouvant aucune sen- » sation, je repris une seconde dose » cinq heures après, comme la première, » elle me laissa tranquille pendant toute » la journée.

» Le lendemain, à 8 heures du matin, » j'en pris 70 gouttes dans un pareil » verre d'eau. Je passai le reste de la » journée comme la précédente.

» Le surlendemain, à la même heure, » j'en pris 110 gouttes; & une demi- » heure après, un lavement de lait que » je ne rendis qu'au bout d'une demi- » heure, avec beaucoup de vents, peu » de matière & point de vers. A deux heures après midi, je me ſentis la tête « plus peſante, mon pouls s'éleva ſans « devenir plus fréquent; je m'endormis « ſans m'en apercevoir, & ne m'éveillai « qu'à quatre heures; je me trouvai très- « léger, très-diſpos : mon pouls étoit « ſouple & régulier : mes urines étoient « un peu rouges & chargées ; elles « exhaloient une odeur qui ſe répandoit « dans toute la chambre; elles dépo- « ſoient un ſédiment briqueteux aſſez « dur. Je n'éprouvai aucun autre déran- « gement, ſi ce n'eſt le ventre un peu « plus reſſerré pendant 3 à 4 jours, « reſſerrement qui céda facilement à « quelques lavemens ſimples & à deux « verres d'eau fraîche, pris à jeun ».

Sixième Expérience.

« J'AVOIS, continue M. Arnaud, une domeſtique d'une forte conſtitution, « qui, croyant avoir des vers, me pria « de lui donner un vermifuge. Je lui fis « prendre 30 gouttes d'huile empyreu- « matique dans un verre d'eau ſucrée : «

» le même soir elle rendit un ver de » l'espèce des lombricaux, mais plus gros » & plus long qu'ils ne sont ordinaire- » ment. Elle me pria de lui donner une » dose plus forte, je ne crus pas qu'il y » eut d'inconvénient à lui prescrire 130 » gouttes dans un verre d'eau sucrée. » Craignant que l'eau n'en diminuât » l'effet, elle avala cette huile pure à » mon insu; elle fut tranquille jusqu'à » midi, qu'elle éprouva un étourdisse- » ment; le pouls s'éleva, devint fréquent: » elle m'avoua son étourderie, dont je » prévins les effets en lui faisant prendre » une pinte d'eau fraîche. Depuis cette » époque, elle a toujours joui de la meilleure santé. »

Septième Expérience.

MADEMOISELLE de la Vente, âgée de 16 ans, d'une bonne constitution, avoit, depuis deux ou trois mois, le visage bouffi, le teint décoloré; les yeux mourans, les jambes enfloient tous les soirs, la bouche devint pâteuse, limoneuse, l'estomac paresseux: le pouls étoit

étoit petit, concentré, très-lent; à ces symptômes se joignoient des coliques d'estomac & de bas-ventre; les règles couloient peu, & le sang étoit presque dissous. Consulté sur l'état de cette demoiselle, dit M. Arnaud, je prescrivis une ample boisson délayante, aiguisée avec le nitre & la crême de tartre. Après cinq jours de l'usage de cette boisson, je lui fis prendre un léger vomitif, qui l'évacua beaucoup par haut & par bas: cependant la malade se plaignit de pincement dans tout le bas-ventre, accompagné de borborigmes & de flatuosités. Comme elle ne ressentoit aucune chaleur d'entrailles, j'imaginai que ce ne pouvoit être que l'effet de la présence de vers dans les premières voies; en conséquence, je lui fis prendre 15 gouttes d'huile empyreumatique dans une légère infusion de sarriette édulcorée avec le sirop de guimauve. Deux heures après, les douleurs cessèrent absolument, & elle rendit six strongles de 4 à 5 pouces de long, & neuf ascarides assez gros, qui tous étoient morts;

les matières qu'elle rendit étoient bilieuſes, mêlées de quelques portions filamenteuſes qui paroiſſoient être des vers diſſous. L'appétit & le ſommeil revinrent, tous les ſymptômes diſparurent inſenſiblement. La malade reprit ſa gaieté, ſa fraîcheur ; le ſang coula en plus grande quantité, plus rouge & plus épais qu'il n'avoit jamais été.

Huitième Expérience.

Un enfant de ſix ans, fils de M. Pernetty, de Moulins, mangeoit avec avidité ; il étoit tourmenté de temps à autre d'une diarrhée lientérique qu'il gardoit quelquefois cinq ou ſix jours, & qui lui laiſſoit enſuite quatre à cinq jours de répi. Le ventre étoit gros, le viſage bouffi, le teint plombé, les yeux battus. Dans le courant d'août 1783, il fut attaqué d'une fièvre continue avec redoublement. Après quelques jours de préparations, je lui fis prendre, dit toujours M. Arnaud, une potion faite d'une infuſion de ſauge que j'édulcorai avec le ſirop de capillaire, & dans laquelle j'ajoutai 15 gouttes d'huile empyreumatique. Cet enfant rendit un peloton de vers lombricaux de la groſſeur d'un œuf de poule. Depuis cette évacuation, la fièvre diminua ſenſiblement ; l'appétit fut moins violent, le ventre moins gros, le teint devint clair, & l'eſtomac ne s'eſt plus dérangé depuis.

Neuvième Expérience.

Un enfant âgé de trois ans, étoit tombé dans une affection comateuſe à la ſuite de convulſions ; ſon pouls étoit petit, concentré, ſes yeux fermés, ſa bouche extrêmement reſſerrée ; il prit ſept gouttes d'huile empyreumatique dans une eau de chiendent édulcorée avec le ſyrop d'orgeat. Demi-heure après, il revint de l'aſſoupiſſement dans lequel il étoit plongé, le jour ſuivant, il reprit matin & ſoir une pareille doſe d'huile ; purgé le lendemain, il rendit un ſtrongle aſſez gros, il ne rendit plus de vers, mais ſa ſanté ſe rétablit parfaitement.

Dixième Expérience.

« Une Sœur de la Charité, rapporte
» toujours M. Arnaud, voyoit un malade qui avoit des envies continuelles
» de vomir, avec des douleurs d'entrailles très-vives, fièvre, altération,
» le visage enflammé, les yeux hagards;
» d'après le succès que cette Sœur avoit
» obtenu de l'huile empyreumatique
» dans différens cas, elle se détermina à en faire prendre 20 gouttes
« à ce malade dans une potion calmante: les envies de vomir devinrent
» plus fréquentes, on lui fit prendre
» une chopine d'eau chaude qu'il rendit
» sur le champ avec un peloton de
» vers assez gros. Dès cet instant le
» calme survint, tous les symptômes
» disparurent absolument, &depuis, les
» Sœurs continuent de se servir de
cette huile avec le même succès. »

XLVII.

On peut conclure des expériences précédentes, que de toutes les substances, à l'activité desquelles nous avons exposé les vers qui vivent dans les animaux, l'huile empyreumatique est celle qui agit sur eux d'une manière plus sûre, plus marquée, & qu'elle les tue en fort peu de temps, soit parce qu'avalée facilement par les insectes, elle est un poison réel pour eux, soit parce que l'odeur extrêmement fétide qu'elle répand, suffoque leurs organes & les tue par l'excès des troubles qu'elle y cause, soit qu'elle les oblige de s'éloigner de leur demeure ordinaire, & les chasse jusqu'à l'anus: Que dans les grands animaux elle peut être donnée à très-forte dose, sans paroître déranger l'économie animale ; que les convulsions qu'a eues la chienne qui fournit la septième expérience, ne doivent point en interdire l'usage, puisque l'effet en a été aussi marqué, & que d'ailleurs on peut avec autant de raison l'attribuer au ver lui-même qu'à cette huile brûlée qui a peu d'âcreté : nous nous en sommes assurés en la goûtant, elle n'a de marqué que son odeur qui est infiniment pénétrante ;

que ce remède enfin doit obtenir la préférence ſur tous ceux connus & vantés juſqu'à préſent, puiſqu'il eſt d'une certitude dans ſon effet, dont l'action de la fougère, du ricin & de la coraline n'approche point dans l'uſage qu'on en fait dans l'homme.

Le réſultat des tentatives faites par les ſubſtances dites communément *enthelmintiques*, eſt que le plus grand nombre demeure ſans effet ſur les vers; que quelques-unes de celles qui paroiſſent leur être funeſtes, doivent être données pendant long-temps à très-grandes doſes; & pour peu que le ver en ſoit à l'abri, qu'il en élude l'activité; que celles qui ont paru ſans action ſur eux, & qui cependant en ont fait rendre & qui ont fait calmer les ſymptômes qu'ils cauſent, n'ont agi que par rapport aux changemens qu'elles ont opérés dans les ſucs des premières voies & par le jeu différent qu'elles ont excité dans ces organes; les huiles, par exemple, ont pu détruire les ſpaſmes que leur préſence cauſoit,

& donner aux inteſtins, par l'enduit qu'elles y formoient, le moyen de les chaſſer avec les autres liqueurs; les amers ont donné aux ſucs gaſtriques une pureté & une activité qui a diminué les mauvais effets de ces ennemis, aux entrailles une action qui a pu ſurmonter celle qu'ils pouvoient produire. Quant aux purgatifs mis en uſage, & par leurs effets & par leur nature, ils doivent fatiguer ces inſectes & les entraîner ſouvent.

Les ſuccès conſtans de l'huile empyreumatique, la facilité de la faire prendre aux animaux, peu inquiets ſur le dégoût qu'ils en éprouvent momentanément, puiſque leur appétit n'en diminue même pas, & qu'elle ne produit du reſte aucun effet nuiſible lorſqu'elle eſt donnée à doſe convenable, ſont des motifs aſſez puiſſans pour nous engager à préférer ce remède à toutes les préparations employées juſqu'à préſent; nous croyons, par conſéquent, inutile de détailler toutes les méthodes qui ont précédé celle-ci,

& nous nous bornons à faire quelques remarques ſur l'uſage de l'huile empyreumatique, pour mettre en règle de pratique ce qui eſt dit dans les obſervations rapportées.

XLVIII.

Traitement des Maladies eſſentiellement vermineuſes.

Si vous ſoupçonnez des vers dans un cheval, de quelqu'eſpèce qu'il ſoit, mettez-le à la diète pour laiſſer vider ſon eſtomac & ſes inteſtins, & faciliter l'action du remède ; abreuvez-le ſouvent, donnez-lui peu de foin & d'avoine, point de ſon, car cet aliment favoriſe l'évolution des vers, ainſi que nous l'avons obſervé. Donnez quelques lavemens d'eau chaude, & faites prendre, deux ou trois jours après ce régime, l'huile empyreumatique à la doſe de quatre gros pour un bidet, d'une once pour un cheval de moyenne taille, & d'une once & demie à deux onces pour le cheval de la plus forte eſpèce ;

donnez ce médicament le matin, l'animal étant à jeun & n'ayant pas eu à souper la veille. Vous étendrez cette huile dans une cornée d'infusion de sarriette *, & agiterez fortement ces deux liqueurs pour que le mélange soit exact; vous ferez prendre deux ou trois cornées de cette infusion pardessus pour rincer la bouche de cet animal. Vous le laisserez sans manger un espace de quatre à cinq heures, & ne lui donnerez sa ration d'avoine, ou de foin ou de paille, qu'après qu'il aura rendu le lavement d'eau miellée que vous lui aurez administré trois heures après avoir pris l'huile empyreumatique; si le lavement restoit sans effet, administrez-en un second & même un troisième.

Repétez ce traitement avec les mêmes précautions neuf à dix jours de suite, remettez alors les animaux

* Au défaut de sarriette, on peut se servir de thim, d'hysope, de serpolet ou autre plante aromatique, mais la sarriette doit toujours être préférée lorsqu'il sera possible de s'en procurer.

à la nourriture & au travail ordinaires, car il eſt bon de les laiſſer repoſer pendant ce traitement; ſi néanmoins vous ne pouvez vous diſpenſer de les faire travailler, employez-les, mais obſervez une diète moins ſévère, & continuez plus long-temps l'uſage du remède.

Il eſt des chevaux qui ſe refuſent à l'adminiſtration de tous breuvages quelconques: ils ſe gendarment, ſe fatiguent & ſe tourmentent plus ou moins cruellement; la contrainte, en pareil cas, pour leur faire prendre le liquide, eſt preſque toujours ſuivie de danger, le breuvage paſſe dans la trachée-artère, les fait touſſer & les ſuffoque. Il faut, à l'égard de ces animaux, leur incorporer l'huile empyreumatique avec du ſon ou des poudres de plantes amères, & leur faire prendre, ſous forme d'opiat, par le moyen d'une ſpatule de bois; nous l'avons donnée ainſi avec ſuccès à des chevaux de ce caractère, étant amalgamée avec la poudre d'aulnée.

Obſervez le même ſoin pour le mulet

& l'âne, la doſe pour celui-ci ſera de trois gros pour ceux de la forte eſpèce, de deux pour ceux de la moyenne, & d'un gros pour les petits; celle des mulets eſt la même que pour les chevaux.

Quant aux poulains à la mamelle, on ne leur en donnera qu'un demi-gros, même cinquante à ſoixante gouttes, étendus toujours dans une cornée d'infuſion de ſarriette; on leur continuera juſqu'à ce qu'ils ne rendent plus de vers & qu'ils aient donné des ſignes de rétabliſſement; il ſera bon encore d'en faire prendre aux mères, pourvu toutefois que cette huile n'altère pas le goût du lait, ce qui pourroit dégoûter le petit, auſſi fera-t-on bien de commencer par traiter le jeune ſujet, & de ne l'adminiſtrer à la mère que lorſque ſa production ſera rétablie. Le jeune animal peut plus aiſément alors ſupporter la diète qui ne peut être longue, le goût naturel du lait pouvant être rétabli le troiſième jour après l'adminiſtration du remède; la doſe pour les poulains de trois ans, ſera de trois gros, on pourra même leur en donner quatre à cinq gros s'ils ſont de la forte eſpèce, cette huile leur ſera adminiſtrée le matin, trois ou quatre heures avant que de les mettre dans les pâturages.

Nous obſerverons, au ſurplus, qu'on ne doit pas révoquer en doute l'efficacité du remède dans le cas où il ne feroit ſortir aucun ver du corps des animaux, nous nous ſommes aſſurés, par des expériences réitérées, que les vers qu'il tuoit étoient très-ſouvent digérés ; on ne doit juger de l'effet de cet anthelmintique que par le rétabliſſement de l'animal, & non par la ceſſation de leur émiſſion par l'anus.

Les veaux ſeront traités de la même manière & auront même doſe.

Les cochons auront une doſe un peu plus forte, à moins qu'ils ne ſoient très-jeunes.

Les bœufs & les vaches peuvent avoir des doſes plus fortes que les chevaux, on leur en donnera quelques gros de plus, dans les proportions que nous avons indiquées pour ces premiers animaux.

La doſe de cette huile pour les mou. tons eſt d'un demi-gros pour les forts, & de cinquante à cinquante-cinq gouttes pour les autres ; il eſt bon auſſi de l'étendre dans l'infuſion de ſarriette.

Les chiens étant en général très-irritables, ſont de tous les animaux ceux qui exigent le plus de précautions dans l'emploi de ce remède. Leur taille variant à l'infini ſuivant leurs différentes eſpèces, on ſent que la doſe doit varier de même, on peut la donner depuis un gros juſqu'à deux grains, toujours dans l'infuſion de ſarriette ; au ſurplus, il vaut mieux avoir à augmenter la doſe que de la donner trop forte, moins elle le ſera, plus il faudra continuer long-temps, en l'augmentant peu-à-peu ſuivant la lenteur de ſes effets.

Une autre attention à avoir eſt le tempérament des animaux ; plus ils ſont fins, vifs, irritables, plus les doſes doivent être ménagées & éloignées les unes des autres, ſuivant que l'effet du remède ſera tumultueux ; précautions qui ſont ſur-tout eſſentielles dans les chevaux, poulains, pouliches & dans les chiens ; toutes les fois que ce remède ſera ſuivi de mouvemens déſordonnés & de convulſions, il importe d'en diminuer la doſe & de l'éloiguer.

Quant aux œſtres renfermés dans les ſinus frontaux des moutons, ils éprouvent peu d'effet de la part de l'huile empyreumatique donnée intérieurement, il faut néceſſairement les attaquer dans leur logement, pour les détruire. S'ils ne ſont que dans les ſinus & que la tuméfaction de la membrane pituitaire ſoit peu forte, les injections d'huile empyreumatique par les naſeaux pourront les forcer de quitter leur demeure & de ſortir par les cavités naſales ou par la bouche ; mais il eſt à craindre, ainſi qu'il eſt arrivé, que ces inſectes n'enfilent la trachée-artère & ne tombent dans les poumons. Ces inſectes alors occaſionnent la toux, la ſuffocation, l'anxiété & autres accidens très-alarmans. Lorſqu'ils ſont logés dans l'épaisseur de la membrane pituitaire, ou entre cette membrane & les tables osseuses du sinus, ils sont inaccessibles à l'huile empyreumatique lancée dans les fosses nasales, & l'on voit que pour les atteindre dans ces deux cas, le parti le plus sûr est de trépaner l'os frontal, & cette opération doit être encore admise dans le premier cas énoncé; par elle, les insectes sont extraits sans danger, & les poumons sont à l'abri d'en recevoir aucune atteinte.

Cette opération doit être pratiquée directement sur les finus frontaux, comme nous l'avons dit; la position de ces sinus se trouve entre les deux yeux, sur la ligne qui passe d'un petit angle à l'autre; ces sinus sont, un de chaque côté du front, séparés par une cloison osseuse; on doit trépaner sur l'un & l'autre sinus; pour cet effet on incise la peau en ⊢⊣, la tête des T étant opposée l'une à l'autre, & chacune de ces incisions doit avoir un pouce de longueur, on découvre l'os, on le ratisse, on s'arme du trépan à trois pointes, on l'applique dans le milieu du ſinus; l'inſtrument ainſi placé, appuyez, agiſſez en tournant la main de gauche à droite, & de droite à gauche, & continuez d'agir ainſi juſqu'à ce que la pièce d'os ſoit enlevée ou ſéparée, mais ayez ſoin d'éviter les vaiſſeaux fronteaux placés à côté de l'œil & ſortant du trou ſourcillier, pour éviter une hémorragie qui pourroit être dangereuſe; tel eſt le motif qui détermine à pratiquer l'inciſion en forme de T. Lorſque la pièce d'os reſte attachée à l'inſtrument, l'opération eſt complète; mais ſi elle eſt tombée dans le ſinus, il faut avoir recours à une petite tige de fer en forme d'élévatoire, au moyen de laquelle on fait ſortir la pièce d'os en paſſant cette eſpèce de levier ſous le corps à enlever.

Le ſinus ouvert, on pratique la même opération du côté oppoſé. Les deux opérations faîtes, on inciſe la membrane pituitaire, on découvre le ſinus, on extrait tous les vers qui s'y trouvent avec une pince fine & déliée, ou un petit crochet, ou une eſpèce de curette un peu

peu plus grand qu'un cure-oreille, cette opération faite, on injecte avec une seringue de l'huile empyreumatique, étendue sur deux parties d'infusion de sarriette; on réitère ces injections le lendemain, & on panse ensuite la partie suivant l'état dans lequel se trouve la membrane pituitaire, comme il sera détaillé à l'article des maladies vermineuses compliquées; mais après chaque injection d'huile empyreumatique, on doit boucher la plaie & l'ouverture avec un bourdonnet à tête, fait de plusieurs brins d'étoupes; on rabat ensuite les lambeaux de peau sur la tête du bourdonnet, & on couvre le tout d'un emplâtre fait d'un morceau de toile couverte de poix noire, c'est-à-dire, que l'on trempe la toile dans la poix noire fondue, après quoi on l'applique sur la plaie des tégumens; la poix en se refroidissant y colle la toile, on se contente le plus souvent du seul bourdonnet, mais l'emplâtre dont il s'agit est très-essentiel.

Le tœnia globuleux logé dans le cerveau du mouton, ne peut en être extrait qu'à la faveur du trépan sur l'un des pariétaux. Cette opération exige plus de précaution que la précédente; pratiquée sur la suture longitudinale qui réunit ces deux os, elle donneroit lieu à l'ouverture du sinus falciforme, d'où il résulteroit une hémorragie mortelle. Ainsi soit que le vers occupe les deux ventricules, soit qu'il n'en occupe qu'un, il faut toujours pratiquer cette opération sur l'un des pariétaux. Dans le premier cas, le choix est indifférent; dans le second, il est de rigueur : il faut nécessairement ouvrir celui répondant au ver. Nous n'entrerons dans aucun détail sur le manuel de l'opération; nous observerons seulement que la peau doit être ouverte par une incision cruciale; que la pièce d'os qu'il faut enlever, doit être une fois plus grande que celle qu'on retire dans la circonstance des œstres dans les sinus frontaux; que le pariétal étant plus mince que l'os du front, il faut que cette considération guide la main de l'opérateur, pour que l'inſtrument ne pénètre pas dans la maſſe cérébrale.

Le crâne ouvert, on inciſe la dure-mère en croix, on ouvre auſſi la pie-mère; le corps du ver étant à découvert, on cherche à le détacher des parties adjacentes auxquelles il adhère. Lorſqu'on le croit ſuffiſamment ébranlé, on ſaiſit avec les pinces anatomiques la partie de cet inſecte qui eſt en face de l'ouverture pratiquée à l'os, on le tire à ſoi, on agit en même temps avec le manche du ſcalpel, afin de le ſoulever & l'extraire, ſans l'ouvrir & le dilacérer. L'opération faite, on rapproche les quatre lambeaux de peau, & l'on panſe avec un plumaceau imbibé d'huile empyreumatique que l'on fixe ſur la partie par le moyen d'un emplâtre de poix.

Lorſque le ver occupe les deux ventricules, il ſe trouve plus éloigné de l'ouverture du pariétal que dans le cas précédent; le manche du ſcalpel a plus à travailler dans la ſubſtance du cerveau; après qu'elle a été inciſée & ouverte, on cherche à découvrir la face latérale de la faux, le côté du ver étant à découvert, on l'attire à ſoi, en agiſſant toujours avec le manche du ſcalpel, & lorſqu'il eſt parvenu dans le ventricule répondant à l'ouverture du pariétal, on agit avec les pinces anatomiques pour le retirer entièrement; mais l'on doit faire attention de n'employer pour cette extraction que peu ou point de force; d'abord afin de ne point bleſſer l'inſecte, & enſuite pour ne point produire de dilacération à la faux, au plexus-choroïde & à la ſubſtance médullaire ſur laquelle le ver ſe repoſe. Il ſera poſſible, facile même, d'éviter ces accidens qui ſeroient ſuivis quelquefois de la perte de l'animal, en ne tentant de retirer l'inſecte qu'après qu'il aura été ſuffiſamment ébranlé, & que toutes ſes adhérences auront été détruites avec tout le ménagement qu'exige la délicateſſe des parties avec leſquelles elles ſeront formées.

S'il arrivoit que le volume de ce ver fût tel qu'il y eut impoſſibilité de l'enlever ainſi, alors il ne faut pas perdre un temps précieux à faire ſouffrir inutilement l'animal ; il faut ſur le champ ſe déterminer à réitérer l'opération du trépan ſur le pariétal oppoſé, & travailler à faire ſortir le ver par l'une ou l'autre ouverture ; ce qui eſt très-facile, en le tirant avec les pinces anatomiques d'un côté, & en le pouſſant & ſoulevant de l'autre avec le manche du ſcalpel, ou une ſonde de plomb très-mouſſe & très-large.

Lorſque le ver ſera retiré, on procédera au panſement de l'une & de l'autre ouverture, ainſi qu'il a été indiqué précédemment, mais comme ces opérations affoibliſſent toujours plus ou moins le ſujet ; il importe de lui faire prendre un breuvage cordial, comme un ou deux gros de thériaque étendus dans un verre d'infuſion de plantes aromatiques, & aiguiſée d'environ ſoixante gouttes d'huile empyreumatique. Il eſt bon de réitérer ce breuvage trois ou quatre fois, pendant les vingt-quatre premières heures qui ſuivent l'opération. Pendant ce temps, il importe de tenir l'animal au régime, de l'abreuver ſouvent, de ne point le conduire aux champs, & de le préſerver du froid, de la pluie & de l'ardeur du ſoleil.

Les tœnia lancéolés ſont bien plus acceſſibles que les globuleux. Il eſt ſouvent très-poſſible de les attaquer, de les expulſer, de les détruire par des injections lancées dans les foſſes naſales, & ce n'eſt même qu'autant qu'ils réſiſteroient à ce moyen, qu'on doit les extraire par l'opération du trépan pratiquée ſur l'os frontal; mais il eſt très-rare que cette opération ſoit néceſſaire, ſur-tout ſi les injections ſont lancées & dirigées avec art.

Ces injections doivent être faites avec une once d'huile empyreumatique & dix ou douze onces d'infuſion de ſarriette.

Auſſitôt qu'on eſt parvenu à déloger les vers, ce qu'on reconnoît, ou à leur émiſſion, ou à la ceſſation des accidens auxquels ils donnoient lieu, on fera humer à l'animal des vapeurs de plantes émollientes & adouciſſantes.

Lorſque les maladies épizootiques,

ſont eſſentiellement vermineuſes, on doit parfumer les bergeries, les étables & les chenils, après les avoir bien nettoyés, avec de la corne de bœuf ou celle des pieds de chevaux ou autres animaux, que l'on fait brûler ſur des charbons ardens, pendant l'uſtion de laquelle on tient les portes & les fenêtres fermées, les animaux étant dans les étables ; il importe encore de diriger ces parfums ſous le ventre & les naſeaux de l'animal, & lorſque les vers ſont très-abondans, dans la poitrine ſur-tout, on frictionne le thorax avec l'huile empyreumatique afin de ſeconder l'effet de celle adminiſtrée intérieurement.

XLIX.

Traitement des Maladies vermineuſes ſymptomatiques.

Les maladies vermineuſes ſymptomatiques varient à l'infini ; toutes celles auxquelles les animaux ſont expoſés, pouvant être compliquées de vers, néanmoins nous pouvons les réduire à deux espèces principales relativement à l'objet que nous avons en vue, qui n'est que de détruire les vers qui les compliquent & qui les aggravent; ces maladies sont en général ou inflammatoires, telles que les fièvres ardentes, malignes, pestilentielles, charbonneuses, &c. ou cachectiques, telles que la pourriture, le clou, l'ictère, le scorbut, &c. Les premières exigent que l'administration des antivermineux soit précédée de l'usage des substances antiphlogistiques calmantes, &c. qu'elles demandent d'abord; & l'huile empyreumatique ne doit être administrée qu'autant qu'une grande partie des symptômes foudroyans qui les accompagnent seront calmés; il est encore prudent de ne donner cet anthelmintique qu'à petites doses & étendu dans des véhicules qui conviennent à la maladie essentielle; mais si elle est de nature à admettre l'emploi des alexipharmaques, ou que la circonstance, le moment ou le temps les indiquent; on peut en toute sûreté associer l'huile empyreumatique à ces médicamens, elle remplira la double indication d'en aider l'effet & de tuer les vers, ſoit que les alexitères indiqués ſoient acides, alkalins ou neutres.

Il n'en eſt pas de même des maladies de la ſeconde eſpèce, nulle inflammation n'étant à craindre, l'huile empyreumatique peut être adminiſtrée dès leur principe ou dès qu'on le jugera à propos; il importe même de la donner le plus tôt poſſible, parce que les hôtes meurtriers que les malades renferment dans leurs entrailles, ne ſauroient être trop promptement détruits *. L'anti-vermineux ayant produit l'effet deſiré, on viendra à l'uſage des médicamens que ces maladies requièrent, & la cure en ſera infiniment plus prompte & plus aſſurée. Nous ne nous étendrons pas

* Depuis la première édition de cet ouvrage, nous avons reconnu que l'huile empyreumatique donnée comme préparatoire au traitement des maladies chroniques, tels que le *farcin*, la *morve*, les *eaux aux jambes*, les *crapaux*, les *fluxions périodiques*, les *œdemes, &c.* rendoit le traitement de ces maladies & plus court & plus ſûr.

davantage ſur ces ſortes de maux; leur hiſtoire, abſtraction faite de la préſence des vers, nous mèneroit trop loin, & elle ne peut être traitée que dans des ouvrages ſéparés, où nous renvoyons, pour éviter des répétitions auſſi inutiles que faſtidieuſes.

L.

Traitement des Maladies vermineuſes compliquées.

LES maladies eſſentiellement vermineuſes, ainſi que les maladies vermineuſes ſymptomatiques, peuvent être, comme nous l'avons inſinué, compliquées d'ulcères dans l'épaiſſeur des membranes de l'eſtomac, des inteſtins, des canaux biliaires, de l'intérieur des bronches & de la membrane pituitaire; ces ulcérations & tuméfactions perſiſtant après la deſtruction des inſectes qui les ont établies, il importe d'en faciliter la curation en les détergeant & les cicatriſant; on a vu par les obſervations troiſième & cinquième de la troiſième expérience, que l'huile empyreumatique étoit un puiſſant moyen pour produire ces effets : mais comme la conſolidation entière & parfaite de ces ulcères exigeroit un uſage infiniment plus continué de cette huile que la deſtruction des vers ne le demande, & que ce remède pourroit enflammer par des doſes trop multipliées, il nous a paru eſſentiel de l'interdire & de lui ſubſtituer des médicamens plus innocens & plus analogues à la maladie que l'on ſe propoſe de détruire, & qui eſt alors abſolument indépendante des vers, puiſqu'ils ne ſont plus, & de tout autre vice que l'on ſuppoſe avoir été détruit.

On reconnoît la préſence de ces ulcères par la quantité conſidérable de vers que ces animaux ont rendus ou que l'on a trouvés dans les cadavres lors des maladies épizootiques, ou par la difficulté avec laquelle l'animal ſe rétablit, par le défaut d'appétit, de gaieté & de forces; je les ai ſouvent reconnus dans les grands animaux, en introduiſant la main & le bras dans le rectum, à la face interne duquel je diſtinguois fort aiſément ces ulcères par le tact.

Les érosions des canaux biliaires, & même les tuméfactions du foie dans les ruminans qui ont eu beaucoup de douves, ſe ſoupçonnent par les mêmes ſymptômes, la maigreur, l'adhérence de la peau aux os ou aux chairs, l'excrétion des matières peu liées & très-fétides, une petite fièvre, des urines légèrement purulentes, &c.

A l'égard des ulcérations de l'intérieur des canaux aériens, on doit être aſſuré qu'elles exiſtent lorſque les vers ayant été détruits, il reſte une petite toux, un léger flux par les naſeaux, & que l'animal reſte triſte, foible & dégoûté.

Quant aux tuméfactions & ulcérations que les œſtres forment dans la membrane pituitaire des moutons, ces parties étant expoſées aux yeux de l'Artiſte, dès qu'il aura ouvert le frontal par le trépan, elles ne laiſſent aucun doute ſur leur préſence : ces parties ſe montrent ſouvent encore très-enflammées & fréquemment d'un rouge noir, nous les avons vues quelquefois entièrement noires.

Les ulcères de l'estomac se guérissent avec un peu de térébenthine fine *, que l'on fait dissoudre dans un jaune d'œuf, & que l'on étend ensuite dans une décoction d'orge, ou d'aigremoine, ou de pervenche, ou de ronce; on continue ce remède que l'on donne tous les matins, l'animal étant à jeun, pendant dix à douze jours. On donne ce même médicament en lavement pour ceux qui ont des érosions ou des ulcères dans le rectum. Cette même térébenthine, ainsi dissoute dans le jaune d'œuf, doit être étendue dans une forte décoction de carotte ou de panais, ou de saponnaire, & donnée en breuvage tous les matins à ceux chez lesquels on se propose de fondre les engorgemens du

* La dose pour le cheval est de quatre gros pour ceux de la forte espèce: pour le bœuf & le mulet, *idem;* pour le mouton un demi-gros, même dose pour les gros chiens.

foie, de déterger & de consolider les ulcères des canaux biliaires.

A l'égard de ceux où l'on a à combattre ces ulcères dans l'intérieur des bronches pulmonaires, on doit étendre la térébenthine dissoute, ainsi que nous l'avons dit, dans le jaune d'œuf, dans l'infusion de lierre terrestre & d'orvale des prés, ou de pulmonaire & de mille-feuilles.

En ce qui concerne les tuméfactions & ulcérations de la membrane pituitaire, des injections d'eau d'orge miellée suffiront pour en triompher. Si elle est très-enflammée on y ajoutera quelques gouttes de vinaigre, & si elle réfléchit la couleur noire que nous lui avons remarquée, les injections seront composées d'infusion de quinquina, aiguisées d'un peu d'eau-de-vie camphrée.

Quant à la plaie faite au pariétal & à l'ouverture faite à la masse cérébrale, dans la circonstance de l'extraction du tœnia globuleux, elles n'exigent pas d'autre traitement que celui indiqué pour le premier pansement; il suffira de le renouveler tous les jours jusqu'à parfaite guérison, & de tenir la partie dans la plus grande propreté.

L I.

Préparation de l'huile empyreumatique.

TOUS les corps oléagineux, soumis à l'action du feu dans des vaisseaux clos, peuvent fournir de l'huile empyreumatique ; celle dont nous avons fait usage, a été tirée des animaux, & préparée ainsi :

Prenez ongle de pied de cheval ou corne de bœuf ou de cerf, &c. la quantité qu'il vous plaira ; coupez-là par petits morceaux, mettez-les dans une cornue de grès ou de fer, remplissez-là aux trois quarts ; lutez une alonge & un grand ballon *, distillez à feu nu dans un fourneau de reverbère : il passera 1.° du flegme, 2.° un peu d'alkali volatil, 3.° l'huile empyreumatique qui se montre jaune & sous forme de stries ; continuez le feu jusqu'à ce qu'il ne

* On peut, au lieu de ballon, se servir d'un petit baril.

ſorte plus rien, délutez, ramaſſez l'huile noire & fétide qui occupe le fond du ballon, vous aurez l'huile dont il s'agit.

Prenez une livre de cette huile, mêlez-là avec trois livres d'eſſence de térébenthine, mettez dans une cucurbite de verre, couvrez-là d'un chapiteau, adaptez une alonge & nn grand ballon perſoré, laiſſez le mélange en digeſtion pendant quatre jours, diſtillez au bain de ſable, chauffez peu, augmentez le feu par gradation afin d'éviter le gonflement des matières & la rupture des vaiſſeaux; laiſſez aller la diſtillation tant qu'elle fournira: elle s'arrête ordinairement aux trois quarts: délutez, verſez ce qui eſt contenu dans le ballon, dans des bocaux à bouchon de criſtal, & conſervés pour l'uſage; l'huile alors eſt jaunâtre, très-légère; elle l'eſt même plus que l'eſſence de térébenthine, elle nage ſur l'eau, elle ſe colore par la ſuite, & plus elle eſt ancienne, plus elle a d'efficacité. Telle eſt l'huile empyreumatique dont nous avons fait uſage; cette rectification ne lui

lui enlève pas ſon odeur, elle la rend au contraire plus pénétrante, plus légère & moins âcre.

Cette huile agit au ſurplus ſur les œſtres renfermés dans des bocaux, plus efficacement que l'huile empyreumatique pure; mais celle-ci ayant été donnée pure à un cheval qui avoit beaucoup de ces inſectes dans l'eſtomac, a eu la même efficacité, l'animal a ſeulement été un peu dégoûté.

Nous ſuppoſons que ceux qui voudront préparer cette huile, ſont verſés dans le manuel de la diſtillation.

La quantité prodigieuſe d'huile empyreumatique qu'on nous a demandée, depuis la publication de ce traité, tant pour toutes les provinces de France, que pour les pays étrangers, & ſur-tout les colonies où les maladies vermineuſes font les plus grands ravages, nous a porté à chercher un moyen de ſimplifier le manuel de la préparation de cette huile. Nous y ſommes parvenus, en nous contentant de faire diſſoudre à froid l'huile graſſe empyreumatique, c'eſt-à-dire, celle de la première diſtillation dans l'eſſence de térébenthine ; nous avons obſervé que cette huile eſſentielle n'en diſſolvoit ainſi que la quantité dont elle ſe chargeoit, en les diſtillant l'une & l'autre enſemble ; & que cette dernière opération étoit abſolument inutile. Cette méthode eſt la ſeule que nous employons maintenant.

Quelques perſonnes nous ayant objecté le prix exceſſif de l'huile empyreumatique, que des Apothicaires de province ont vendue juſqu'à deux louis la livre ; nous croyons devoir prévenir qu'on en trouvera dans la Pharmacie de l'École vétérinaire à *Trois livres* la bouteille, y compris le vaſe, meſure de Paris.

FIN.

www.ingramcontent.com/pod-product-compliance
Ingram Content Group UK Ltd.
Pitfield, Milton Keynes, MK11 3LW, UK
UKHW020554180726
13838UKWH00001B/229